呂醫師的拉筋毛巾操

消除身體7大系統病根

告別痛、老、胖。

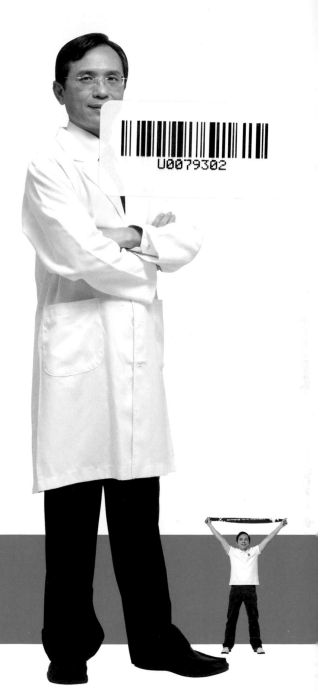

U0079302

發揮預防保健功效的毛巾操，
讓國民更健康！

欣聞新竹縣醫師公會呂紹達理事長在百忙之中，仍將他多年來的強筋健身的方式公諸於世，真的是令人敬佩的醫者情懷。

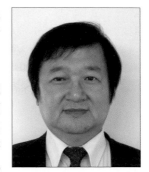

據了解，呂理事長紹達兄過去曾經罹患文明病，包括電腦手，甚而導致肢體活動受到影響，因此他開始鑽研開發瘦身拉筋毛巾操。這些年來，他把毛巾操的功效，搭配多年臨床照護病人經驗，融合成更有效的拉筋毛巾操。尤其他特別強調可以達到書中所提到的5大效果：排除有害的沉積乳酸、導正不良姿勢、加速全身新陳代謝、活化自律神經、抵抗自由基的破壞，目前在醫學上有許多文獻可以初步證明具有這樣的成效。

我們在運動和肌力訓練時，肌肉的收縮型態可分為等長型與等張型，不過由於一般民眾並非國際級運動選手，一般運動大多是以等張方式收縮，因此選擇運動時以可健身、易學、方便、不易有運動傷害為原則。而拉筋毛巾操就是具有此種特色，包括：簡單做、不費力、能夠持續做、而且快速就能獲得效果等。在此書中，非常忠實將這些特色及奧祕呈現給讀者。

本書不但圖文並茂，更詳盡提點正確動作要領與常犯錯誤，還搭配真人照片示範，讓大家能夠將毛巾操輕鬆落實到每天的健身活動中。

站在醫師的立場，除了敬佩呂理事長紹達兄分享這麼好的一套健身方式，也鼓勵、期待本書的發行，讓所有民眾能夠很快地學習到其中奧妙，也能夠吸收到本書的日月精華，真正從中獲得其成效。

預防保健做得好，相信除了不只讓國民更健康，也能減少國家大量的醫療支出，對目前整個國家的經濟發展定會有其助益，呂醫師真是實踐了上醫醫國的精神。在此給予紹達兄最大的敬佩及支持。

中華民國醫師公會全國聯合會理事長
台北市醫師公會理事長
立法院立法委員
立法院衛環委員會召委
邱泰源

在家也能健身的簡易毛巾操

毛巾除了拿來洗臉、擦拭身體外,還可以拿來做什麼?

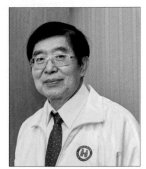

許多人也許不知道,一條小小的毛巾其實具有不錯的健身功用,已故的台灣光復後第一位女中醫莊淑旂女士,以及「經營之神」王永慶董事長,他們最為人熟知的養生健身方法就是勤練毛巾操;如今,呂紹達醫師更把毛巾操發揚光大,而且寫過數本毛巾操著作,造福無數的民眾,令人佩服!

呂醫師在民國70年代就是林口長庚醫院內科主治醫師,目前在新竹縣竹東鎮開業,迄今已有逾30年的臨床經驗,他精通內科醫學、家醫科,專長是減重門診及美容醫學,雖然年過六旬,但外表看起來比實際年齡年輕許多,而且不像一般男士在邁入中年之後就有鮪魚肚,這一切都要歸功於毛巾操。

去年中,健保署積極推動把既有的「雲端藥歷」功能提升為「雲端醫療資訊系統」,讓各醫療院所的醫師可以在診間就能跨院查詢病人的檢驗檢查紀錄(報告)、手術紀錄、出院病歷摘要、牙科處置及手術、過敏藥物等,熱心的呂醫師也親自到健保署提供建言。會後他從手提包中拿出一條毛巾,示範如何雙手握住毛巾的各一端,利用毛巾拉力,練習上下來回乾擦後背的動作,藉此伸展並舒緩上半身肌肉。短短不到一分鐘的幾個動作,讓人感到身體發熱、微微冒汗,而且學來趣味盎然,一點也不枯燥。

古人說:「三折肱而成良醫」。呂醫師本身是醫療專家,卻也因為年輕時飽受筋骨痠痛之苦,一度痛到無法下床行走,因而開始接觸毛巾操,並加以融會貫通,經年累月之下,如今招式已逾百招,成為「毛巾操達人」,他出版的毛巾操相關書皆是暢銷書,甚至還有簡體字版及泰文版,令人刮目相看。

「要活就要動」,個人平常就喜歡運動,對於呂醫師積極推廣毛巾操,深表敬佩。畢竟它對於懶得出門運動的人,或忙到沒時間運動的人,可以說是最簡單、有效的運動方式,即使在家也能達到健身的目的。

盼望看到這本書的讀者,趕快拿一條毛巾扭一扭身體吧!是為序。

衛生福利部中央健保署署長
財團法人器官捐贈移植登錄中心董事長　　李伯璋
成功大學醫學院外科教授

健康身體就要從根基做起

保健原理與生活實踐之間通常存有很大的落差，許多人都有運動的觀念，但是日常生活中能夠落實者卻不多。

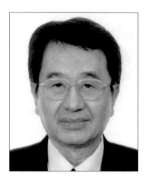

某次與本書作者呂紹達醫師聊天我才知道，原來他曾因為罹患「電腦手」，一度嚴重到牽動神經、導致幾乎無法行走的可怕經驗。也因自己親身經歷、深知病患的痛苦，所以他決心精研「拉筋毛巾操」，將所知所學加以融會貫通，因而不僅靠著這套簡易伸展操緩和了自己的病情，也將之加以推行、廣泛應用於臨床病患身上，多年來，成功幫助許多深受病痛之苦的病友重新找回健康。

毛巾操主要是運用拉扯原理來活絡肌力和筋骨，本書中介紹的每個動作都很簡單易做，並且能夠刺激淋巴、按摩臟腑、活化新陳代謝。透過全身運動，可以導引氣血通暢、促進血液循環、有效增強肌力，不但讓身體變得健康，而且還能矯正體態、讓內臟回歸到正常位置，使身心皆能平衡。

書中先以醫學保健之觀點說明拉筋毛巾操之作用與功效，並列出最需經常做操的危險族群、提醒進行拉筋毛巾操時的施作要領；接著，再分別以「療癒篇」、「矯正篇」及「解痛篇」，詳細介紹緩解身體7大系統病症的「療癒毛巾操13式」、改善常見不良5體態的「美型毛巾操5式」及解決3大常見痠痛的「舒緩毛巾操9式」，可說是完全針對國人健康需求而設計；此外，也另闢食療及相關QA專章，全方位提供「不痠、不痛、不胖、不老」的居家保健良方。

西醫之父希波克拉底曾說：「智者以健康為人生至福。」本書可說是呂醫師個人經驗與臨床實證的最佳結合。如果你經常腰痠背痛、手腳冰冷，亦或因為長期姿勢不正而駝背凸腹、骨盆歪斜，請立刻翻開這本書、跟著呂醫師的指導，開始做做拉筋毛巾操吧！相信只要每天10分鐘，不久之後，你一定能感受到它所帶來神奇效果、告別病痛、恢復體態，成為健康美麗的快樂「智者」！

長庚醫療財團法人最高顧問
林口長庚醫院教授級主治醫師　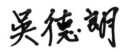

深刻體會毛巾操的絕佳功效！

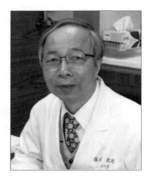

好久以前，在王創辦人永慶先生家中聚餐的時候，聽他描述毛巾操的好處，讓我躍躍欲試；之後接到他送的印有台塑標誌的毛巾，做操一陣子，因為不得要領，就不了了之。這也是我第一次接觸到毛巾操的經驗。

後來因緣際會，看到同為長庚醫師聯誼會的理事——呂紹達醫師的首部著作《史上最有效 瘦身毛巾操》才恍然大悟，原來毛巾操的好處不僅活動筋骨而已，還可以瘦身、調理氣息。而且，翻閱書中精美的圖片示範，也才知道我以前因為沒有掌握做操關鍵，所以沒有達到功效。而2018年這本新書《呂醫師的拉筋毛巾操》當中所介紹的毛巾操，不僅是上半身的運動，更是全身運動，只要配合書中的圖片講解一起跟著做，就能達到最佳效果。

而事實上，我本身也遇過毛巾操的真實案例，在此與大家分享：我曾聽一名學生說，他爸爸本是軍職人員，退休後到竹科工作；也由於成為「科技人」，所以沒時間打球運動，更別說是做大型的戶外運動。還好，他爸爸本來平時就會做毛巾操，所以始終能夠維持良好的精神體力，不但工作勝任愉快，家庭也幸福美滿。可見毛巾操這項運動，的確具有「小兵立大功」的作用。

對於呂醫師再度出擊的這本大作《呂醫師的拉筋毛巾操》，我無疑感到如獲至寶。因為本書不但以詳實的文字充實我們這些上班族對毛巾操的了解，書中按步示範的真人圖解動作，也更增進我們做毛巾操的動力，讓我們能保持最佳體能狀態。此外，書中更結合居家保健檢測、拉筋毛巾操及自然食療3個層次，將拉筋毛巾操具有的5大功效：「平衡身體機能」、「徹底消除疲勞」、「促進體內環保」、「塑造完美體態」及「有效延緩老化」加以應用統整發揮，確實是一本值得推薦、對於健身保健有良好效果的好書。我不僅為呂醫師由衷感到高興，更對他致力推廣這套體操、讓其他人也能重拾健康的善念，感到深深感動。

在此，我秉持「有福同享」的精神，迫不及待將這本書推薦給你，期盼大家都能學習本書中的各項操式，並針對自己的不適症狀加以矯正，讓身心更加健康愉快、遠離疾病困擾，從此擁有快樂人生！

長庚醫院整形外科臨床教授
台灣整形外科醫學會前理事長
台灣燒傷暨傷口照護學會前理事長

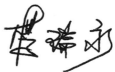

選擇毛巾操，增強身體機能、照護自我健康！

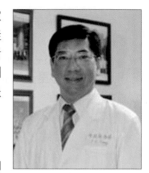

對於忙碌的現代人來說，擁有健康是最重要的事，大家都希望不但要維持生理及心理的正常，更能隨時保持在最佳的狀態，以提升自我的心靈與智慧並積極參與各種社會活動。運動有益健康，可以改善心肺功能，提高動作的協調性，降低血壓，提高免疫功能，並且維持思緒的清新與愉快的心情。時至今日，運動強身已經是全民的共識。

諸多運動的方法，包括步行、跑步、騎自行車、游泳、健美操、瑜伽、太極拳以及室內健身，都是很好的運動，即使是爬樓梯，只要持之以恆，也可以達到健身減重的目標。然而，這些運動，有的需要寬闊的場地，有的要特定的工具，爬樓梯也要套上外出服或運動服，穿上鞋子。如果有一項運動，可以隨時隨地進行，或立、或坐、或臥皆可以隨心所欲，也不需要特定的時間及設備，應該可以彈性滿足現代文明社會緊湊的步調。

呂紹達院長這套「拉筋毛巾操」，是滿足此等需求的最佳解決方案——只要一條毛巾，就能有效讓肌肉伸展到位、帶動全身機能，達到有氧、保健、減重、矯正體型的多重目的。只需利用閒餘空檔，隨時隨地都可以練習，輕鬆維持身體健康，無論就時間、空間及金錢而言，皆經濟實惠。雖然毛巾操已行之有年，長庚醫院的創辦人王永慶董事長也是毛巾操的實踐者，但是呂醫師以科學化、系統化的方式，用淺顯易懂的文筆與清晰悅目的圖片，將毛巾操的各種動作展現在國人眼前，方便讀者學習。

身為呂醫師的醫學院同窗，我非常榮幸能再次為他的新作《呂醫師的拉筋毛巾操》作序；從學生時代，呂醫師就是品學兼優、非常認真的好學生，如今，他不但是國內內科醫學名醫，也將自己的生病及療癒經驗，化為實際可以應用、推廣的毛巾伸展操書籍，讓更多人能獲得幫助。

在本書中，他將自己的專業知識，以簡單明瞭的文字表達出來，並搭配清晰美觀的步驟示範圖片，讓每個人都能很快讀懂、輕易就能跟著學習。在此，我謹鄭重將本書推薦給您——選擇毛巾操，增強身體機能、照護自我健康！

長庚紀念醫院北院區婦產部部主任
長庚大學醫學院教授
前台灣婦癌醫學會理事長
前廈門長庚醫院副院長

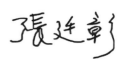

人的生活就是不斷的「活動」，當然要「活」就要「動」！

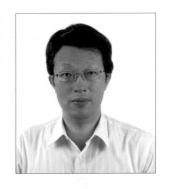

隨著社會的發展，人們的工作現多以靜態為主，取代了祖先們動態式的生活。且隨著醫學的進步，雖然平均壽命增加了，但慢性病卻成了人們健康的最大威脅；大家都能了解「動」的重要，但往往侷限於時間、場所的限制，心有餘而力不足。

毛巾操一詞，大家並不陌生，經營之神王永慶就是毛巾操的長期擁護與執行者。之前個人心中一直存疑，一條毛巾，有如此大的作用嗎？可取代世俗認定的運動嗎？在某　機緣下，接受紹達兄的指導，也看了他的幾本著作，發現紹達兄的毛巾操還真的有其作用。紹達兄本身就是醫師，由醫師的觀點切入，不僅在解剖上有其立論，肌肉與骨骼間的關係亦一目了然，再輔以代謝與生化的解釋，讓毛巾操更易說服於人！

個人覺得毛巾操不僅簡單、有效率，且兩手同時操作，有抗力存在，平衡不易受傷，更是隨時可做。

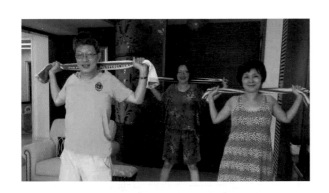

這幾個月來，每日短時間的毛巾操，也真讓平日繁忙的生活和勞累的身體，有真正「舒緩」的感覺，在此向大家推薦，希望透過毛巾操，讓我們的身體遠離疾病！

中華民國醫師公會全國聯合會常務理事
前新竹市醫師公會理事長
新竹市醫師公會常務監事
吳國治眼科診所醫師

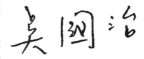

簡單易學的伸展運動，
助你返老還童！

　　我和呂醫師相識多年，一同在全國醫師公會聯合會服務，除了替醫界服務以外，也關心多數醫師長期忙碌造成身體健康的傷害，因此我們常在思考如何利用最簡單的運動來達到延年益壽的效果。

　　呂醫師的「毛巾操」系列著作至今已出版8本，而且本本暢銷，深受國內外的讀者讚賞。書裡所教的「毛巾操」很適合各年齡層的朋友，是不管男女老少都能輕易上手的運動，也不必花大錢上健身房，只要有一條毛巾和瑜伽墊，就能開始建立良好的運動習慣。

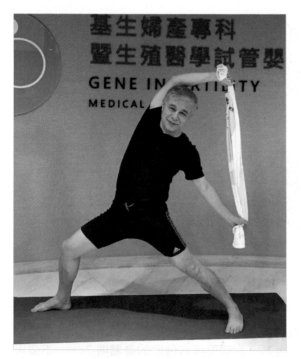

　　我是位婦產科醫師，擔任醫師已30多年，長時間處在高壓的工作環境下，身體在5年前開始出現三高症狀，因此我開始接觸瑜伽運動，並搭配呂醫師的毛巾操及飲食控制，也因此瘦了13公斤，三高現象完全消失，筋骨變得柔軟，可以直劈橫劈，還贏得「劈腿」醫師的名號。

　　這本書絕對是值回票價。正確的飲食觀念，讓你瘦得健康有自信，再搭配有效的拉筋毛巾操習慣，讓你筋骨變得更柔軟，解痠痛、不衰老、防三高，一切事半功倍，讓你擁有健美體態。讓我們從現在開始一起加入「拉筋毛巾操」的行列吧！

台北生基・新北基生・國際生殖中心執行長

經濟實惠、全家都能做的超級好運動！

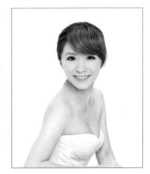

「一、二、三、四，二、二、三、四……」，還記得小時候上學升旗典禮前，全校師生都要一起進行的一件大事嗎？──沒錯，就是讓大家活動身體、提振精神的「做早操」！然而，那時候的我們，可能因為前一天電視看得太晚、在床上拿著手電筒熬夜偷看漫畫小說，或是電動玩具打到半夜才被爸媽揪上床睡覺等種種原因，所以隔天早上總是爬不起來，恨不得能在溫暖被窩裡多睡一會兒，往往賴到日上三竿，才心不甘情不願帶著一張「愛睏臉」去學校，實在沒有心情好好認真做操。

長大後，隨著升學留學、回國工作、在職場上與人競爭、求取出人頭地，到遇到另一半組成屬於自己的小家庭，在這麼長的歲月裡，我們一頁、一頁地寫下光陰的故事。而為了要在人生劇本中發光發亮，我們在盡善盡美發揮潛能之餘，不知不覺中，青春也隨之逐漸褪色，不但身材走樣，體能也大不如前；但也總要到了這個時候，我們才會驚覺，「健康」怎麼開始離自己愈來愈遠？尤其這兩年來，在有了孩子之後，我更愈發感受到健康的重要性，因為我非常深切地意識到：唯有和老公平安健康地陪著他們走向更長遠的未來，才是我心中所最期盼的幸福願景。也因此，我開始尋求方便經濟又有效的養身之道，而頗有口碑的「毛巾操」，就成了我的最佳選擇。

可別以為毛巾操是老人家才做的運動，光用一條毛巾，它所能帶動的全身伸展效果真的很棒！不僅大人們應該做，青少年、小孩們都可以做，尤其全家人每天一起做操，不但可以維護健康，更可以在愉悅的氣氛中增進親子互動、聯絡彼此感情。

在呂醫師這本書中，不但有各種毛巾操式的介紹，還精心規劃自然食療食譜，讓我們可以在養成每日做操好習慣的同時，還能運用簡單食材做出加強療效的正確飲食，讓身體由內到外輕爽無負擔，達到體內環保、維護機能的功效。

你是每天緊盯電腦超過8小時的上班族嗎？你家有孩子沉迷於電玩或手機遊戲嗎？你老是找不到適合的同伴一起運動嗎？你想要擁有健康的身體嗎？──不要再遲疑，擁有這本書，你再也不需要為了保健身體而花大把鈔票買健身房會員、當白老鼠嘗試各式「說得好聽」的偏方啦！現在就帶領全家人，一起開始做毛巾操吧，包你「一操到府，健康免操煩」！

藝人「台灣ㄟ好媳婦」
王祚軒醫師夫人

肩膀關節不再喀拉作響，
跟長久的疼痛說掰掰！

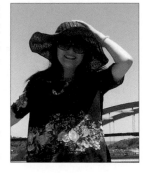

身為一個母親，在操勞了近30年後，身體竟然提出嚴重的抗議——左手一舉高，左肩膀關節就發出喀拉喀拉的聲響，並且疼痛不舒服——彷彿在吶喊著：讓我休息吧！然而，一肩扛起的家事已然成為生活的一部分，一天不做，身體反而更不對勁。於是只好開始去復健，試試是否有復原的可能。

在接觸呂醫師的毛巾操之前，其實早已耳聞毛巾操的好處，但因為生活實在太忙碌而無法持之以恆。所幸，在一次醫師公會的聚會中，呂醫師帶著大家做了將近半小時的毛巾操，因為有專家帶領，才讓我明確地理解動作的型態，後來也半強迫自己開始運動了。順帶一提，公會活動當天雖然早起，卻因為做毛巾操的關係，讓人神清氣爽，久未伸展的筋骨猶如春天的花朵，全部都慢慢舒展開了。

回家後，有感於毛巾操帶來的暢快感，硬是逼自己每天睡前捧著呂醫師毛巾操的書，至少做操半個小時。慢慢地，幾個禮拜後的某天早晨，當我一如往常在擦高覽玻璃時，本來預計左肩又要喀拉作響時，關節竟然像是塗了潤滑劑一般，恢復到以往順暢轉動的狀態，不再有異常的聲音和疼痛感出現，實在讓當時的我大感震驚：毛巾操太神奇了吧！

呂醫師的這本書，除了真人圖示外，還有細節的加強及難度高低的替代動作，指示也十分清楚；尤其還附上了運動到的肌群，對於想要伸展或雕塑特定部位的人，在查詢上非常方便。另外還有做操時間和次數建議，簡直就像是有個老師在現場指導一般。此外，與一些需要特定輔助道具的運動相比，毛巾操只需用到每個家庭都有的毛巾就行，而且伸展完後，剛好可以拎著去沖澡，相當方便。

每天其實只要花一點時間，身體就會自然給你回饋。有人說：運動最難的地方，是穿上運動鞋的那刻——現在，馬上拿起毛巾，好好享受運動完後的暢快感！

宜蘭縣醫師公會理事長王維昌夫人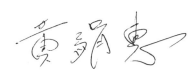

毛巾操讓我輕鬆減重，
更揮別多年膏肓痛！

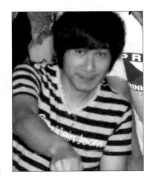

　　教書教了十幾年，每天的生活不斷重複，常常連續幾小時久站教課，緊接著又是連續幾小時坐在電腦前編輯講義。如此固定的動作，常讓我感到全身痠痛，特別是長時間使用滑鼠和鍵盤的動作，不但讓背部肌肉群變得僵硬，肩胛骨間的膏肓部位更痛得我坐立難安，只要打字工作一久，痠痛感還會延伸到頸部和頭部，甚至痛到前胸來。

　　為了解決這個困擾，我吃了好多消炎藥，也貼了無數種類的藥膏，但人多是治標不治本，嚴重的時候，甚至連貼藥膏也止不住疼痛。

　　後來因為想減重，我開始試著做呂醫師介紹的毛巾操，前一兩週還沒有明顯的效果，但大概連續做了一個月之後，有一天才突然感覺到，除了減重方面的成效之外，我的筋骨痠痛似乎也很久沒犯了！而這部分的效果，比減重成功更令我高興，因為膏肓痛已經困擾我好多年，甚至嚴重影響我的工作效率。但自從做了毛巾操之後，我膏肓部位的筋骨彷彿都被拉開了，再也沒筋骨錯位的感覺，終於可以好好工作。

　　尤其，特別值得一提的是，做毛巾操來治療筋骨問題，一點都不需擔心有吃藥產生副作用的問題，所以現在只要有空，我就會做操，不但坐在辦公椅上可以簡單拉個筋，連開車的時候，都可以利用等紅燈的時間拉個兩下，對長途開車造成的肌肉痠痛，也有很大的改善作用。

　　我持續做毛巾操大約3個月的時間後，最大的收穫是，除了不再深受身體痠痛之苦，也讓已經久違的肌肉重新現形——象徵身材魅力的腹肌，終於又在我身上開始若隱若現啦！

　　我實在沒想到，簡簡單單用一條毛巾所帶動的幾個動作，就能讓瘦身塑型、療癒養生、代謝排毒這麼多功能一次輕鬆達成，有機會的話，請你一定也要試試看！

竹北市教師，40歲

每天做拉筋毛巾操，
從此告別痛苦的五十肩！

應該很多人都有和我一樣的問題，人上了年紀就開始出現大大小小的病痛。

2010年我因為左手疼痛到無法將手伸直，連穿衣服、拿東西都造成困擾，痛苦不堪。經過呂醫生診斷，他說這就是「五十肩」，但他沒有給我任何藥物治療，只教我一套毛巾操，並告訴我每天持續做，一定會好。

剛開始做操時，我一度想打退堂鼓，因為雙手要拉直、拉高時，不但都伸不上去，肩部還會感覺到很痛、很緊；其他要伸展的部位，也因為怕痛而不敢拉開。可是，做操沒多久、過了一陣子，我感覺到身體開始慢慢改變，雙手疼痛的感覺逐漸減少，動作也變得俐落，後來真的連五十肩也不藥而癒！跟我老公講，他也感到不可思議、非常驚喜！

當時由於我主要的問題在肩部，所以醫生提醒要特別多做「雙舉後拉操」（P58）和「脊椎矯正伸展操」（P90），因為這兩種操式能幫助活化肩膀肌肉群，尤其「雙舉後拉操」，更是針對五十肩而設計的動作。我從2010年底開始做到現在，每天都利用下班時間大概做15～30分鐘。

結果，在這段時間裡，我不但原有的五十肩、腰痠背痛都大為減輕，還意外發現體重變輕、連腰圍也小了兩吋，讓我對拉筋毛巾操的療效更具信心。所以，如果你跟我一樣有類似的狀況，一定要持之以恆、多做這套毛巾操，相信病痛很快就可以消除了！

在這裡，我除了要謝謝呂醫師的幫助，更開心看到他再度出版新書。這本書有針對身體各部位療癒、矯正的完整招式說明，以及清晰的示範照片，方便讀者跟著對照練習。有了這本書，我就可以大聲告訴我的親朋好友們：請開始跟我一起做「拉筋毛巾操」吧！

只要準備一條毛巾，一邊看書了解新知、一邊練習正確動作，健康就掌握在我們自己的手中！

竹南市民，57歲　張秋英

一條毛巾，消除多年蝴蝶袖，
輕鬆減重精神好！

打從學生時代開始，因為個頭長得較高大，仗恃著年輕、新陳代謝快，從不曾為了體重而傷腦筋，曾幾何時，這竟成了「不可能的任務」。

「羅馬不是一天造成的。」之所以會演變成現今這樣，完全是不知不覺、對體重毫不在意而形成；由於自學校畢業後，身材逐漸變形，許多同事或許久未見的同學，較不熟悉的都會多看了一眼，如是較為熟稔者即直言「最近伙食辦得不錯！」或「愈來愈接近貴婦囉！」……等等。說實在的，自己一開始並不在意，反倒是同事較無法接受，不過大家左一句右一句的，我也只能把減重當成是「革命事業」經營了！

在一個偶然的機會，與呂紹達醫師聊到了減重，說到呂醫師有一位年過60歲的患者，藉著毛巾操減了將近20公斤！重要的是——「聽起來甚是容易！」只需要幾個招式，就有顯著的成效。

於是，我抱著姑且一試的心理，挑個愛看的電視時段，眼睛盯著電視，就開始做起毛巾操，不知不覺過了40分鐘，這樣持續了幾個星期之後，人似乎輕盈了起來，肌肉也變緊實，跟了多年的拜拜袖竟然也不見了！

更令人驚喜的是，長久以來坐在電腦前的不良姿勢引起的筋骨痠痛也沒了；之前只要吃飽飯，沙發一坐翹起二郎腿，即使精神再好，不出10分鐘一定睡著，但自從做了毛巾操之後，人整個精神都變好，飯後也不再打盹了。

瘦下來之後，「你變瘦了！」變成同事和我的招呼語，毛巾操如此簡單的動作，就收到這麼大的成效，也是當初始料未及的！減重、瘦身已成為全民口號，如果對一個40歲的熟女上班族來說減重這麼簡單容易，那麼趕快拿起毛巾吧！讓你健康瘦下來，絕對也很輕鬆！

南投縣民，47歲

做毛巾操＋飲食改變，
讓我脫離三高危機！

　　2017年4月，在一次與友人閒聊中，聊到為何我現在53歲，但頭髮量愈來愈少，臉上還出現歲月痕跡的老人斑。友人建議我到新竹縣竹東鎮呂紹達醫師的診所檢查一下，所以就用空閒時間到診所就診。

　　醫生看診後，表示滿40歲可以免費健檢，於是幫我進行了抽血檢驗。數日後再次問診，醫生表示我的健檢報告顯示：有高血糖、高血壓、高血脂、血尿、肝指數、心肌缺氧與體重等數據過高的現象，如不治療改善，會引起其他病變。所以呂醫師當下開了一些藥，並囑咐我：改善飲食，少吃米飯、麵食，並且要少油、少糖、少鹽及少量，多吃纖維食物、多喝水、多運動等等。

　　自從問診後，我才知道為何我容易餓、容易疲倦且食量多，又常頭痛、心臟刺痛，但不吃宵夜又難以入睡。所以從5月份開始，我開始不吃宵夜、每餐少量、不喝酒、多喝水、多運動（做呂醫生研發的毛巾操或健走），經過一個月，體重由86公斤減為79公斤，第2個月減到73公斤。持續至今，體重始終維持在73公斤，且經檢驗，肝指數和血壓均正常，血糖控制也良好，頭髮量亦增加很多。由此可知，平時就要定期檢查，才能即早發現、及時治療。

　　非常感謝呂醫生的幫助。

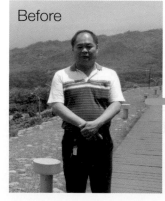
Before

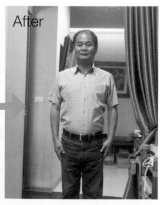
After

謝森珍

毛巾操改善我的腰痠背痛，讓我比同年齡人更有活力！

　　或許是年輕時長期做家事的關係，導致老了之後的我經常腰痠背痛、手無法舉高、手腕也時常莫名疼痛和僵硬。看過很多醫生，也曾復健過一陣子，但無論是吃藥還是復健，這些症狀一直都沒有改善，甚至變本加厲，嚴重到晚上睡覺時疼痛難耐，於是睡眠品質漸漸下降。對年紀大的人來說，晚上睡不著、這裡痛那裡痛，真的是非常痛苦的事！

　　直到2011年，接觸到呂醫師的拉筋毛巾操之後，這些問題才漸漸獲得改善。呂醫師告訴我，我的腰背之所以會痠痛、僵硬，是因為長時間一直保持同樣的姿勢所造成，手部疼痛則是因為長期手腕、手指的過度使用，造成肌肉拉傷的情況。若不理會，嚴重的話甚至可能加速骨骼和關節的退化。因此要我多做「手腕拉伸」（P60）和「拉腿轉腰」（P62）這兩種毛巾操操式。

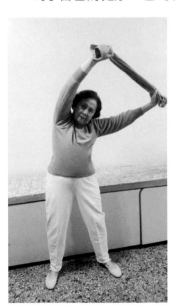

　　為了自己的健康，也為了不讓兒女操心，於是我開始依照呂醫師的建議做了一個月左右的毛巾操，結果，我的手腕、腰背竟然出乎意料地不那麼痛和僵硬了，我的手甚至變得比以前還要有力。從那之後，我就更勤於練習毛巾操，直到現在，我已經90多歲，每天清晨還是會利用10～15分鐘的時間做操運動一下。我的身體至今仍然相當健康，不像多數同年齡人那樣衰弱無力、肥胖或被各種慢性病纏身。這都要歸功於呂醫師的毛巾操。

　　這裡我要向大家誠心推薦呂醫師的新書，在台灣，只要講到毛巾操，想必大家對呂紹達醫師的名字都不陌生。或許你會懷疑，小小一條毛巾，怎麼可能會有這麼大的功效。但我必須說，沒試過，你真的不會了解它的好處！快拿出毛巾跟著呂醫師一起做操，你一定也能成為一位健康長壽的人！

呂元英

神奇的毛巾操幫我
消除痠痛、提升體力！

　　我多年腰痠背痛、胸痛、呼吸困難，但自從聽從呂醫師的指示：改善飲食、運動，每天只用一條毛巾拉筋，不僅健康情況進步良多，尤其改善了睡眠品質，並消除我多年的肩頸腰背痠痛，體力也變好很多，外表也變年輕了！我要感謝呂醫師多年的關愛。感恩。

　　要身體健康，就開始做毛巾操吧！毛巾操能使筋骨柔軟度大增、肌肉更強壯，身心也會因此而舒坦。然後可再參照呂醫師書內提及的呼吸鍛練，也許你不曾留意過，但專注的、緩慢的呼吸，可讓頭腦放空、全身放鬆，一段時間後，你會發現它還有止痛、提高免疫力等功效！再加上書中建議多食用蔬果，甚至教你打成果菜汁，讓我到現在很久都不看醫生了，身體還是很健康。毛巾操就是這麼神奇！

　　非常感謝呂醫師出版這麼好的著作，我將繼續研讀它，更會天天認真照著書中所說的去實踐，有今天這樣的健康身體，非常感恩！

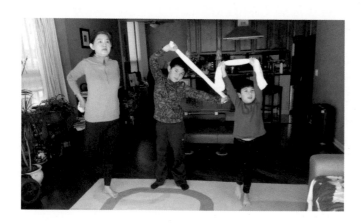

陳秀藝

讓簡單有效的毛巾操，
全面改善你的健康！

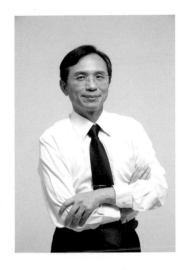

自2011年《史上最有效 拉筋毛巾操》一書出版後，更多的朋友甚至連醫師們也紛紛加入拉筋毛巾操的行列。許多人因做了毛巾操而改善長期的身體疾病、姿勢不良等問題，就連原本的疼痛症狀也獲得舒緩，甚至根治。能達到這樣的成果，讓身為醫師的我相當開心。當初研發拉筋毛巾操時，就是為了讓一般大眾能以最簡單又有效的方式，達到預防保健的目的，擁有健康無病的身體。

我也不曾一次向大家分享過，我曾因右手罹患「電腦手」，影響身體右半邊的筋肉活動，甚至一度嚴重到走路都有困難；當時，我試過打針、吃藥，但效果都不大，經常睡到一半就被痛醒。所幸家父自幼有教導我做毛巾操，於是特別加以改良與應用，我的電腦手才有明顯改善，現在也已完全康復。

本次的增訂版，與前版不同之處主要有二。

其一是新增了「解決3大常見痠痛 舒緩毛巾操」這一章節。過去我曾無法體會腰痠背痛的痛苦，到後來經歷自己的病痛後，我才真正體驗到患者有多難受；加上這幾年來，不管是來看診的病患，或上各大節目與各界朋友聊天時，許多人都向我反映他們有腰痠背痛或肩頸僵硬等問題，於是我開始思考如何針對長期久坐、缺乏運動的現代人，規劃出新的操式。本章即教大家從肩頸、腰背到腿膝，透過9招對症毛巾操來消除常見痠痛。

再者，本次在版面上也做了重大的調整。改版後的版面，不僅使讀者更易讀，也增添了設計上的美感。當然，本書仍然保留了原本的章節，包括針對7大身體系統疾病、5大不良體態及肥胖等問題所設計出的毛巾操操式，期望能幫各位讀者全面提升健康！

謹將本書推薦給希望擁有健康身體的您。相信對於深受疾病、痠痛所苦的您，看過本書後一定會獲得相當的改善，真正照顧好自己的健康！

呂紹達

CONTENTS 目次

02 〔推薦序〕中華民國醫師公會全國聯合會理事長 **邱泰源**：發揮預防保健功效的毛巾操，讓國民更健康！

03 〔推薦序〕衛生福利部中央健保署署長 **李伯璋**：在家也能健身的簡易毛巾操

04 〔推薦序〕長庚醫療財團法人最高顧問 **吳德朗**：健康身體就要從根基做起

05 〔推薦序〕長庚醫院整形外科臨床教授 **楊瑞永**：深刻體會毛巾操的絕佳功效！

06 〔推薦序〕長庚紀念醫院北院區婦產部部主任 **張廷彰**：選擇毛巾操，增強身體機能、照護自我健康！

07 〔推薦序〕中華民國醫師公會全國聯合會常務理事 **吳國治**：人的生活就是不斷的「活動」，當然要「活」就要「動」！

08 〔推薦序〕台北生基・新北生基・國際生殖中心執行長 **張甫行**：簡單易學的伸展運動，助你返老還童！

09 〔推薦序〕藝人「台灣ㄟ好媳婦」、王祚軒醫師夫人 **佩甄**：經濟實惠、全家都能做的超級好運動！

10 〔門診實證〕**黃絹惠**：肩膀關節不再喀拉作響，跟長久的疼痛說掰掰！

11 〔門診實證〕**許杰**：毛巾操讓我輕鬆減重，更揮別多年膏肓痛！

12 〔門診實證〕**洪秋英**：每天做拉筋毛巾操，從此告別痛苦的五十肩！

13 〔門診實證〕**蕭雅珍**：一條毛巾，消除多年蝴蝶袖，輕鬆減重精神好！

14 〔門診實證〕**謝森珍**：做毛巾操＋飲食改變，讓我脫離三高危機！

15 〔門診實證〕**呂元英**：毛巾操改善我的腰酸背痛，讓我比同年齡人更有活力！

16 〔門診實證〕**陳秀藝**：神奇的毛巾操幫我消除痠痛、提升體力！

17 〔作者序〕**呂紹達醫師**：讓簡單有效的毛巾操，全面改善你的健康！

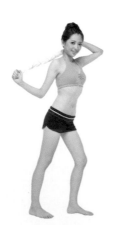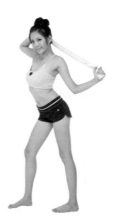

PART **1**【知識篇】

22 **小心筋肉4警訊 防病醜老胖**

自我檢測「筋縮、筋硬、筋緊、筋鬆」等問題，預防筋肉變形，避免遭受4大文明病攻擊。

24 **認識你的筋和肌肉**

26 **人體筋肉分布的祕密**

28 **你「身段夠軟」還是「肌肉變形」？**

29 **自我檢測：10個小動作測筋肉柔軟度**

34 **小心！筋肉不適引發病症**

　　➡ 筋緊・筋縮・筋硬・筋鬆

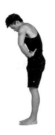

36 **自我檢測：你被4大文明病纏上了嗎？**

　　➡ 三高・肥胖病兆・生理年齡衰老・體態惡化

PART **2**【準備篇】

40 **認識拉筋毛巾操 從觀念到全身**

體驗「拉筋＋毛巾操」的5大功效！拉對筋，讓你不痠不痛、不老不胖。

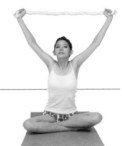

42 **什麼是「拉筋毛巾操」？**

43 **哪些人最需要拉筋毛巾操？**

44 **拉筋毛巾操讓你「健美無病5功效」**

功效(1) 不生病 ➡ 活化自律神經系統，啟動細胞能量，平衡身體機能！

功效(2) 不痠痛 ➡ 排除有害沉積乳酸，打通血液循環，徹底消除疲勞！

功效(3) 不肥胖 ➡ 加速全身新陳代謝，帶動速效排毒，促進體內環保！

功效(4) 不歪斜 ➡ 增強骨骼筋肉肌力，導正不良姿勢，塑造完美體態！

功效(5) 不衰老 ➡ 抵抗自由基的破壞，增進免疫功能，有效延緩老化！

48 **拉筋毛巾操「最強效4做法」**

做法(1) 配合腹式呼吸做操

做法(2) 全身使力拉伸毛巾

做法(3) 有意識的感覺肌肉群運動

做法(4) 每天10分鐘、每動10次以上，每次伸展10秒

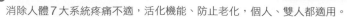

PART **3** 【療癒篇】

50 **緩解7大系統 療癒毛巾操**

消除人體7大系統疼痛不適，活化機能、防止老化，個人、雙人都適用。

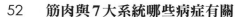

52　**筋肉與7大系統哪些病症有關**

54　**拉筋毛巾操「正確呼吸暖身」**

56　神經＋免疫系統 01 **振動頸部** ➡ 解肩頸痠痛，提神消疲勞

58　筋骨＋內分泌系統 02 **雙舉後拉** ➡ 改善硬肩、鬆背，排毒瘦背

60　筋骨＋神經系統 03 **手腕拉伸** ➡ 改善痠痛電腦手，結實臂肌

62　筋骨＋消化系統 04 **拉腿轉腰** ➡ 減輕腰痠背痛，雕塑腰身

64　消化＋筋骨系統 05 **腹臀上抬** ➡ 改善骨盆歪斜、經痛，瘦腹提臀

66　消化＋內分泌系統 06 **8字型瘦腰** ➡ 加強瘦身，活化內臟

68　消化＋筋骨系統 07 **V字型塑腹** ➡ 加強瘦身，強化腰腹腿肌

70　消化＋循環系統 08 **雙腿夾側** ➡ 活化腸道，改善便秘

72　筋骨＋神經系統 09 **俯臥抬腿** ➡ 改善坐骨神經痛，美腿

74　循環＋筋骨系統 10 **套腳扭毛巾** ➡ 消水腫，促進排毒燃脂

76　循環＋神經系統 11 **腳趾體操** ➡ 活化氣血，改善下肢冰冷

78　筋骨＋內分泌系統 12 **雙人拉肩** ➡ 改善肩背痠痛，預防駝背

80　循環＋筋骨系統 13 **雙人鬆腿** ➡ 消水腫，預防腿痠抽筋

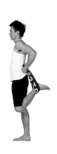

PART **4** 【矯正篇】

82 **矯正不良5體態 美型毛巾操**

不論先天、後天、惡化中的，針對5大不良體態，拉筋毛巾操幫你找回完美身形。

84　**5大不良體態恐引起病變**

85　**自我檢測：從生活觀察身體歪斜程度**

➡ 脊椎側彎．駝背．骨盆歪斜．X型腿．O型腿

90　01 **脊椎矯正伸展** ➡ 矯正脊椎側彎，纖瘦腰部曲線

92　02 **提腳挺背** ➡ 改善駝背，預防膝痛，修長身形

94　03 **扭轉骨盆** ➡ 調整骨盆，矯正歪斜身軀

96　04 **腳底夾毛巾** ➡ 避免X型腿跌傷，消除水腫

98　05 **膝蓋壓毛巾** ➡ 矯正O型腿，改善蘿蔔腿

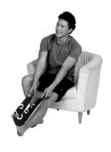

PART **5**【解痛篇】

100 解決３大常見痠痛 舒緩毛巾操

即刻舒緩３大痠痛症狀，修護痛症部位，重新打造你的身體防護罩，不再這裡痠那裡痛。

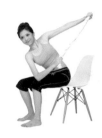

102　**不可輕忽的３大常見痠痛部位**

104　肩頸部 01　**上抬左右擺動** ➡ 解肩頸痠痛，提神消疲勞

106　肩頸部 02　**後伸左右擺動** ➡ 治手臂痠麻無力，活絡肩關節

108　肩頸部 03　**雙舉左右擺動** ➡ 解除深層肩頸僵硬

110　腰背部 04　**前彎回拉** ➡ 放鬆腰椎，紓解背部不適

112　腰背部 05　**下彎轉身** ➡ 強化腰腹肌力，減輕腰背負擔

114　腰背部 06　**仰臥起身** ➡ 緊實腹部，解決下背疼痛

116　膝腿部 07　**伸腿拉趾** ➡ 鍛鍊腿部肌力，減少膝蓋受傷

118　膝腿部 08　**抬腿轉身** ➡ 強化膝蓋，增強關節活動力

120　綜合部 09　**半蹲轉腰** ➡ 從肩頸、腰背到腿膝的全效鍛鍊

122　『**COLUMN**』呂醫師門診常見 **Q&A** ➡ **毛巾操與拉筋保健**

PART **6**【應用篇】

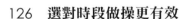

124 自訂拉筋毛巾操 一日計畫

你注意過嗎？生理時鐘和筋肉運作息息相關，上班疲勞、居家保健，隨時拉一下。

126　**選對時段做操更有效**

127　**寫下專屬的「拉筋毛巾操一日計畫」**

　　　➡ 起床・通勤・午休・居家・淋浴・睡前等各時段做操動作舉例

PART **7**【加值篇】

134 毛巾操＋系統食療＝雙效保健

煮食方法對了，日常食材就能變良藥！正確吃＋毛巾操拉筋，更能預防改善７大系統病症。

135　**吃出健康４大關鍵** ⊠

　　　➡ 系統別・症狀別・屬性別・三量別

136　**增強系統的食材正確吃法**

　　　➡ 筋骨系統・神經系統・消化系統・循環系統・

　　　　呼吸系統・內分泌系統・免疫系統

143　『**COLUMN**』呂醫師門診常見 **Q&A** ➡ **食療與筋骨保健**

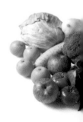

小心筋肉4警訊
防病醜老胖

自我檢測「筋縮、筋硬、筋緊、筋鬆」等問題，
預防筋肉變形，避免遭受4大文明病攻擊！

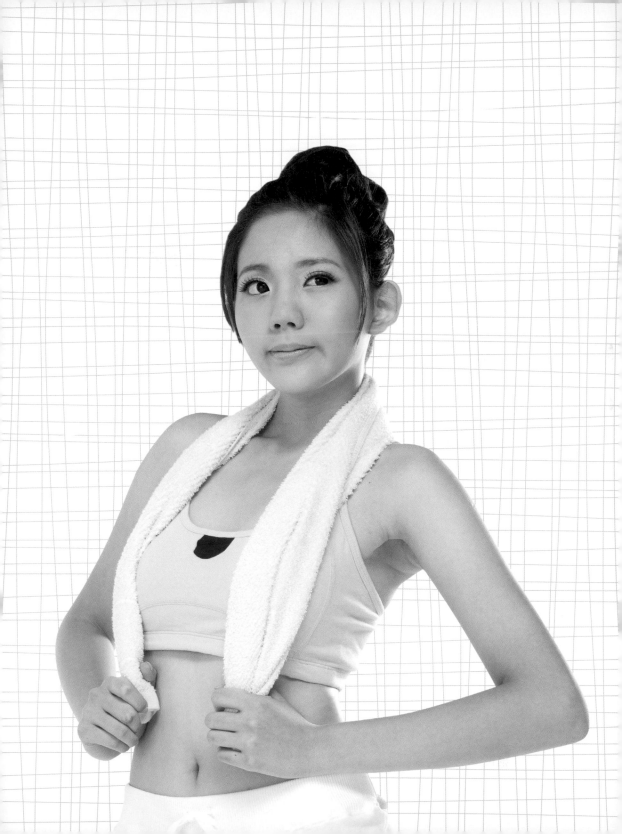

認識你的筋和肌肉

筋是人體最大神經範疇，大纜線裡有小電線

筋在我們身體內扮演很重要角色，簡單來説，只要身體裡有肌肉、神經的地方就有「筋」的存在。

「筋」泛指皮下組織，包含肌腱、筋膜、韌帶、關節囊、骨液囊、以及血管、神經等系統。醫學上定義的「筋」，是肌肉外面包覆的肌膜形成的肌腱，肌腱是附著在骨頭上面的部分，是全身分布最廣、也是支撐肌肉組織的基本架構。

筋是一串細長線連貫，如同一條大纜線裡會有很多小電線，由上半身貫穿至下半身。筋具有無反向制衡的柔軟性、彈性、伸縮力強等特性；由意識神經的傳達，使肌肉、肌腱牽動骨骼，引起一連串的運動。

此外，筋是連絡內外出入臟腑的「筋膜」通行血氣的要塞，在人體組織中，除骨架所構成的硬組織骨性架構外，其內外則包含許多軟組織，承載軟骨、神經及血管。

3大功能缺一不可，背後筋最欠缺照顧

功能❶輸送血液、維繫關節

人體的筋都附著在骨頭上，主要功能是維繫關節；主持全身的動作全靠筋，輔助血管輸送血液。

功能❷並增加肌力、支撐身體

筋的一部分為深層筋，可以將肌肉包覆，增加肌力；幫助身體定型，讓內臟器官固定對位。

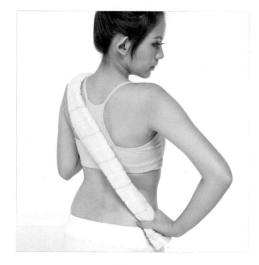

功能❸減少肌肉摩擦、柔軟肌肉

研究顯示，筋可以獨立收縮，肌筋膜還可以減少肌肉的摩擦，可以柔軟肌肉組織。

因此，當筋生病或受傷時，勢必造成其它神經、血管，甚至五臟六腑病變。據統計，我國超過80％的成年人有下背疼痛的經驗，大多是因為「背後筋」沒有適當地伸展，或姿勢不良造成肌肉緊繃，或肌腱發炎所引起；其中最多人患有坐骨神經痛（俗稱骨刺），就是因為背後筋發生筋縮，出現腳麻、小腿抽筋等現象，久之脊椎變形，造成椎間盤突出壓迫神經而疼痛不堪。

肌肉是人體最大器官，協調全身平衡

肌肉遍布全身，是人體最大的器官。我們舉手投足，甚至不動，都有賴肌肉來協調完成。

肌肉分為骨骼肌、心肌和平滑肌3種，其功能皆藉由身體活動產生作用。「心肌」和「平滑肌」的收縮不需要透過意識控制，而是仰賴生存而作用，例如心臟的收縮、腸胃道蠕動等。「骨骼肌」的自主收縮用來移動身體，且能被精細地控制，例如眼睛的運動、大腿股四頭肌的總體運動。

此外，自主肌肉纖維分成快慢兩種，「慢肌纖維」可以持續較長，但力量較小；「快肌纖維」收縮較快，力量較大，但也較快感到疲勞。而拉筋操通常可以同時作用到慢肌纖維及快肌纖維；一般爆發力強的運動，如短跑、舉重等無氧性運動，僅能作用到快肌纖維。

一般人的肌肉能量在20～30歲過後會持續下降，特別是腿部、腰部的肌肉會以每年1%的速度持續下降。當肌肉衰老、變形，身體就無法正常活動，肌肉與肌肉間的摩擦力增加，造成關節壓力增加，以致於壓迫神經，會造成體態惡化、身體機能衰退，引發多重疾病。

▌年齡V.S.腰腿的筋、肌肉量變化▌

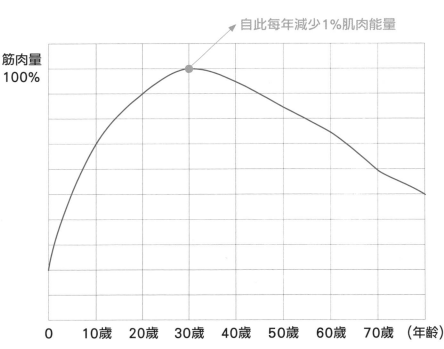

自此每年減少1%肌肉能量

筋肉量
100%

0　10歲　20歲　30歲　40歲　50歲　60歲　70歲　（年齡）

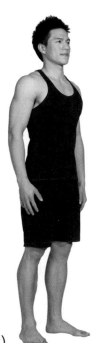

人體筋肉分布的祕密

支持脊椎維持姿勢：背筋肉

　　「背筋肉」包含：支撐背後中央位置的豎脊肌、腸肋肌、骨髓肌肉，以及背部最深層位置的肌肉總合。能有助於維持肌肉的姿態，支持脊椎，穩定身體的核心。

保持身體機能運作：腹筋肉

　　「腹筋肉」主要是通過腹直肌、腹外內斜肌，是支持人體正面肌肉群。這部分也內含許多臟器，例如：肝、胃、大小腸等重要的消化系統。因此，當腹筋產生變形，消化系統、生殖系統的病變很快就隨之產生。

協助控管呼吸系統：肩頸筋肉

　　「肩頸筋肉」包含：三角肌、胸大肌、肱二頭肌、肩肌群；內包的臟器有呼吸系統、心臟等重要器官。對身體的影響不僅牽連肩頸痠痛，如有筋緊的情況，還容易引發心律不整、心悸和呼吸困難等。

帶動鍛鍊腿部運動：腿部筋肉

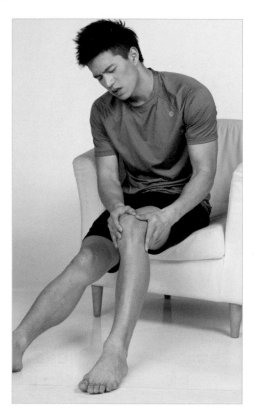

　　「腿部筋肉」主要涵蓋從股關節一直延伸到腳踝，使身體維持在中立平衡的姿勢。

　　喜歡慢跑、腿部運動的人，或長期使用腳力的工作者，最容易發生腳筋縮短、緊繃的情況，容易造成腳抽筋、膝關節退化等疾病，要格外小心。

　　腿部筋肉也是我們每天會大量使用的行動、運動部位，雖然它的耐用度、耐痛度很強，但一旦受傷了，會立即造成疼痛不適和生活不便，重要性實在非同小可。

人體筋肉的功效及變形引起的病症

肩頸筋肉

日常功效	引發病症
• 抬重物時防止肩胛骨受傷 • 減輕上半身受到衝擊 • 幫助手腕活動	**變形** ➤ • 五十肩 • 心悸、心律不整 • 影響呼吸系統 ……

腹筋肉

日常功效	引發病症
• 維持上半身姿勢 • 腹部機能運作 • 多數體育運動都需使用	**變形** ➤ • 內臟機能異常 • 生理痛 • 生孕困難 • 腰痠背痛 ……

背筋肉

日常功效	引發病症
• 維持姿勢 • 走路時固定骨盆以上脊柱以平衡全身	**變形** ➤ • 坐骨神經痛 • 脊椎側彎 • 下肢循環不良 ……

腿部筋肉

日常功效	引發病症
• 腳部伸展 • 平衡下半身運動 • 股關節伸展	**變形** ➤ • 退化性關節炎 • 長短腳 • 足底筋膜炎 ……

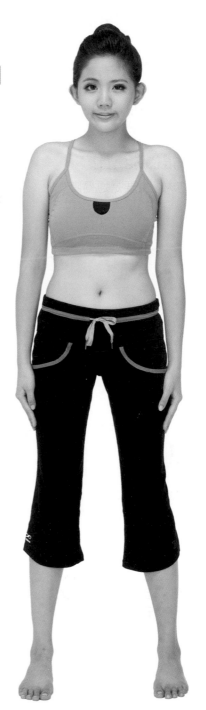

你「身段夠軟」還是「肌肉變形」?

柔軟的筋肉是健康王道，再選擇對位毛巾操

　　現代人的日常活動，反覆讓筋肉處在緊繃狀態，愈是強忍忽略不活動，筋會愈來愈變形、肌肉會來愈緊繃，久之產生慢性病變，各種痠痛也隨之而來。當筋肉出現異狀，體內的自律神經系統會逐漸惡化、副交感神經活動力下降，代謝力變差，不僅會被肥胖纏身，還會招致高血壓、高血脂和高血糖等文明疾病。

　　筋肉柔軟度的測試，主要是讓各位了解個人的筋肉健康程度，並且針對較僵硬的部位，選擇特效的「拉筋毛巾操」操式，加以鍛鍊改善。

筋肉柔軟度檢測3大部位

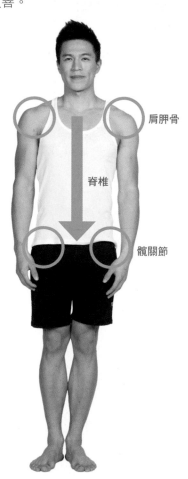

　　本單元先針對肩胛骨、脊椎、髖關節3大部位做檢測說明，再具體示範各部位檢測共10個小動作，讓你快速了解自己的筋肉柔軟度。

肩胛骨

- **主要範圍**：手臂與肩膀。
- **重要病兆**：肩胛骨是連結身體與手的重要一環，當肩膀與三角肌之間失去柔軟度，會引起肩膀痠痛、五十肩等。

脊椎

- **主要範圍**：頸、背、胸腹到骨盆。
- **重要病兆**：背部和腹部肌肉是體內最大的筋肉集結；脊椎僵硬、炎症、側彎、扭曲，輕者反應在彎腰、轉身、走路等不便，或中廣型肥胖，重者恐麻痺難行。

髖關節

- **主要範圍**：腿根部與臀部。
- **重要病兆**：髖關節疼痛會引起血液循環不良、生理痛，表示此處已經發生筋肉緊繃的現象。

肩胛骨

脊椎

髖關節

（自我檢測） **10個小動作測筋肉柔軟度**

TEST 1 脊椎柔軟度測試

★脊椎柔軟度欠佳者建議練習 ➡ P90「脊椎矯正伸展操」

你是否常感到下背部疼痛、腰無法挺直？走路上半身不經意會往前傾？這都是因為支撐脊椎的背筋和肌肉縮短，引發疲勞或姿勢不正，連帶使腰部周圍疼痛。以頸背做彎和張的測試動作，腰和骨盆不能彎；如骨盆會偏向某一邊，或腰部痠痛，表示背筋肉有變硬情形。

★建議速看 ➡ P34「筋縮的警訊」、P35「筋硬的警訊」

側彎伸展時，若髖關節偏一邊，或上半身無法順利彎曲一邊，代表側面筋肉有筋縮的現象。

★建議速看 ➡ P34「筋縮的警訊」

▍A 脊椎伸展測試 ▍

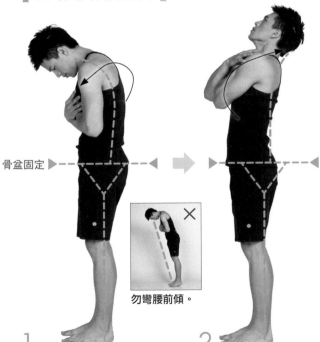

骨盆固定 ▶

勿彎腰前傾。

1

拱背點頭，骨盆不動
兩腳與肩同寬站立，兩手交叉抱胸。下半身固定保持不動，背部拱起讓身體內凹、頭向前彎，維持 10 秒。

2

胸部張挺，背部向後凹
骨盆保持不動，胸部往外擴張，夾緊肩胛骨，感受到腹直肌在伸展，維持 10 秒。

▍B 脊椎側面伸展測試 ▍

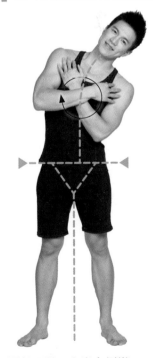

腰部不動，上半身側彎
兩手交叉抱胸，骨盆不動。上半身往右、往左各側彎伸展，不需太過彎曲，約彎 30 度，左右各維持 10 秒。

29

TEST2 髖關節・骨盆柔軟度測試

★髖關節、骨盆柔軟度欠佳者建議練習
➡ P94「扭轉骨盆操」

骨盆是連結脊椎與下半身的地基，骨盆受傷或歪斜並不容易察覺，卻會造成身體很大的傷害。不處理的後果會導致內臟受擠壓、生理痛、生孕困難等。

做骨盆歪斜測試時，如果髖關節感受到疼痛，或腰部無法挺直等，都跟骨盆筋肉變緊有關，表示骨盆可能已經變形。

★建議速看 ➡ P34「筋緊的警訊」

骨盆迴旋測試中，上半身整個彎曲則無法順利測驗到骨盆彈性。迴繞中若感覺腰痠、卡卡的，代表有筋硬的情況。

★建議速看
➡ P35「筋硬的警訊」

█ A 骨盆歪斜測試 █

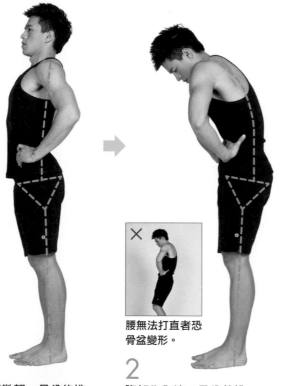

腰無法打直者恐骨盆變形。

1 臀部微翹，骨盆後推
兩手放腰側，上半身挺直固定不動，臀部微翹。腹部吸氣，確實感受到腹部筋肉緊繃，維持10秒。

2 腹部往內縮，骨盆前推
保持插腰，上半身往內凹做出「名模pose」，腹部吐氣使力內縮，背部會拱起，骨盆往前推，但雙腳不動，維持10秒。

█ B 骨盆迴旋測試 █

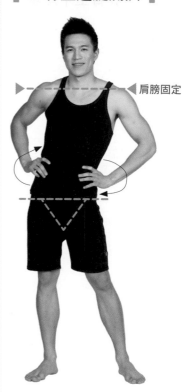

肩膀固定

肩膀固定，骨盆迴繞搖擺
兩手叉腰，頭肩固定不動，腰和骨盆迴旋擺動數次，上身不要過度彎曲，使力勿猛勿快，5秒擺動1次。

TEST3 肩胛骨柔軟度測試

★肩胛骨柔軟度欠佳者建議練習 ➡ P58「雙舉後拉操」

肩胛骨周圍的筋肉若長期緊繃，常造成頸部僵硬、頭痛，尤其當肩胛骨出現筋縮時，會產生肩胛骨突出、五十肩、失眠，甚至雙手無法使用。雙手上伸測試筋緊時，可以明顯感受到肩胛骨的三角肌作用，同時幫助拉到肩頸筋肉和手臂筋肉群。

★建議速看 ➡ P34～35「筋緊、筋鬆的警訊」

做肩胛骨內外轉測試，肩肘後移、擴胸時，如無法順利夾緊肩胛骨，表示有筋緊的情況，使血液不流通造成缺氧，常會頭暈頭痛。

★建議速看 ➡ P34「筋緊的警訊」

A 肩胛骨上下測試

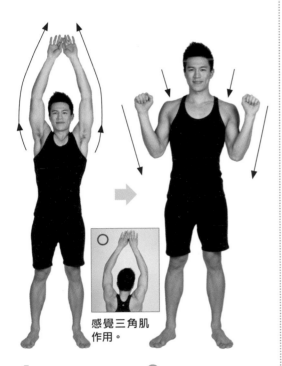

感覺三角肌作用。

1
站挺，手往上伸展
雙腳與肩同寬站立，肩胛骨往外延展，兩手畫弧形往上延伸到大拇趾互碰，維持10秒。

2
雙手握拳，手肘向下
兩手握拳後，手肘向下停在腰際，維持10秒，感受一下肩胛骨與手臂有沒有筋緊的情形。

B 肩胛骨內外轉測試

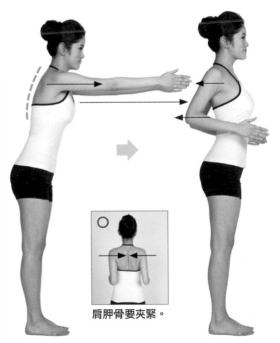

肩胛骨要夾緊。

1
肩臂往前移動
兩手臂往前伸直，背部會稍稍拱起，肩胛骨往前移動伸展，明顯感覺往外張開，維持10秒。

2
肩肘往後移動
兩手臂往內縮、擴張胸部，夾緊肩胛骨，維持10秒。動作順暢代表肩胛骨柔軟度佳。

TEST4 大腿筋柔軟度測試　　★大腿柔軟度欠佳者建議練習 ➡ P92「提腳挺背操」

　　大腿後側肌肉緊繃，經常伴隨痠痛感、蘿蔔腿、水腫等；好發在久穿高跟鞋者、久站和勞力工作者上，表示你的後腿肌肉僵硬、缺乏柔軟度。

　　做大腿內側筋肉測試，若手無法碰觸到腳踝或腳尖，表示腿後側筋有筋縮的情況。當上半身駝背，手雖然可以碰到腳尖，但這並不標準。

★建議速看 ➡ P34「筋縮的警訊」

　　做大腿前側肌肉測試，請務必將大腿整個往後拉。若感到大腿前側有疼痛感，或根本無法彎曲，代表大腿有筋縮情形。

★建議速看 ➡ P34「筋縮的警訊」

A 大腿內側筋肉測試

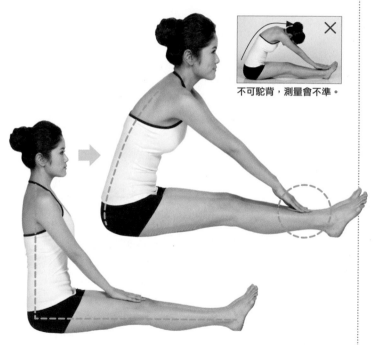

不可駝背，測量會不準。

1
雙腿坐直，手放在膝蓋
雙腿伸直，髖關節打開，面向前方，脊椎挺直，兩手放在膝蓋上。

2
髖關節向前傾，上身傾斜
脊椎稍往前傾，上身不要駝背，兩手往前伸直，維持10秒，要能碰到腳踝或腳尖。

B 大腿前側筋肉測試

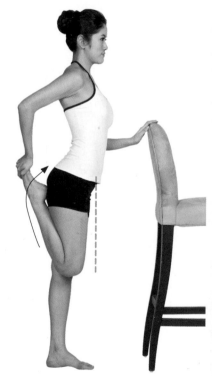

腳跟碰臀部，大腿向下壓
單手扶住椅子或牆壁，一腳跟後彎碰觸臀部，伸展大腿前側筋肉群，最好無疼痛感。

TEST5 小腿筋柔軟度測試

★ 小腿柔軟度欠佳者建議練習 ➡ P62「拉腿轉腰操」

做小腿後側筋肉測試，如果感到小腿麻麻的或是痠痛，表示有筋緊的情形。測試時不可以兩膝蓋都彎曲。

★ 建議速看 ➡ P34「筋緊的警訊」

小腿末端的伸展是很少人注意的地方，當然在柔軟度上也比較差。事實上，小腿筋肉過於僵硬會容易抽筋，而且容易伴隨水腫，下肢循環不良容易有手腳冰冷、夜晚難入眠的情形。

做腳後跟筋肉測試，如果小腿筋稍有疼痛感、很痛甚至無法彎下去，都表示有筋縮的情況。

★ 建議速看 ➡ P34「筋縮的警訊」

▌A 小腿後側筋肉測試 ▌

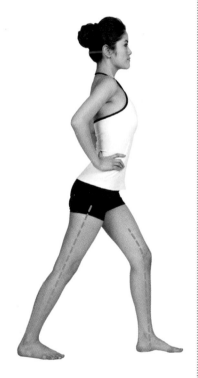

雙腿張開成弓步
雙手叉腰，一腳往前屈膝，一腳往後伸直。上半身保持挺直吸氣，讓小腿筋肉延展 10 秒，最好沒有痠麻感。

▌B 腳後跟筋肉測試 ▌

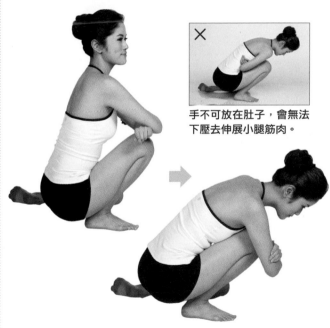

×

手不可放在肚子，會無法下壓去伸展小腿筋肉。

1
一腳蹲下，一腳平放
兩手抱胸，一腳蹲著，腳跟盡量往內縮；另一腳往外平放在地。兩腳交換測試，可檢視小腿筋肉到腳踝的柔軟度。

2
上身往下壓，刺激小腿筋
將體重壓在小腿上，雙手放在膝蓋上，去感受小腿筋疼痛程度，維持 10 秒。

小心！筋肉不適引發病症

警訊 1 筋緊！ ➡ 恐已有三高、血液循環遲滯

你曾經有過一轉頭脖子就扭到的經驗嗎？或是長時間久站突然移動一下就抽筋嗎？請小心，你可能已經有筋緊的情況。

現代人生活緊張，飲食過於豐盛，卻又普遍運動量不足。當身體長期在壓力下，筋肉又沒有適當地伸展，久了筋肉就會愈來愈緊繃，身體的毒素累積，也許很快就會爆發。

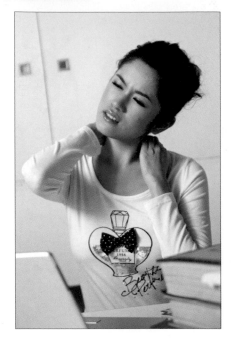

尤其飲食習慣較油膩的人，往往筋肉內包含的血液中脂肪濃度較高，即一般常說的「血濁」、「高血脂」，造成「筋緊」。

此外，筋緊會造成血液循環速度變慢，血管壁則會因為雜質卡太多而變得狹窄，使血液對血管壁作用所產生的壓力升高，於是有「高血壓」危險。相對的，如果已有高血糖的患者，更要養成運動習慣，以免血壓升高促使糖尿病惡化。

警訊 2 筋縮！ ➡ 體態惡化、慢性病纏身

需要長時間維持單一姿勢工作的人，例如打字員、上班族、服務員等，會讓不常使用的部位筋肉萎縮。「筋縮」，就是筋縮短造成活動受限，久之筋肉會發炎，產生各種痠痛和慢性病。

筋肉是藉身體活動來產生能量，當筋肉萎縮身體就無法正常運作，也失去正常的活動力。運動族也要小心筋縮的危險，當你沒有做足暖身、伸展身軀就進行激烈運動，或單頻率重複的運動，例如打網球、高爾夫等，因為沒有平衡身體其他部位筋肉，反而容易使其筋肉萎縮。

此外，在所有慢性病患中，比例最高的是腰痠背痛者。據調查，一般人腰背疼痛的發生率為60%～90%，其中又有30%是因姿勢不良所引起，包含不良坐姿、站姿、臥姿，及錯誤方式提重物、工作環境設計不良等。以上情況都會造成筋縮，增加關節、神經病變。

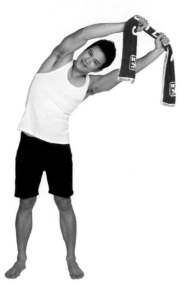

警訊 3 筋硬！ ➡ **提早衰老，骨骼僵硬**

再則「筋硬」的情況，最容易發生在 40 歲以上、很少運動的人身上。當你發現手無法順利舉高，或是伸展時覺得全身筋骨疼痛，請注意，這已經是筋硬的前兆；嚴重時會影響骨骼運作，造成骨骼及關節僵硬，提早退化。

當筋肉硬化，表示用來延展及活化關節的連結組織受到壓迫，無法自由活動、維持肌力的靈活度。日本已有研究指出，筋硬會衍生各式疾病，例如：肌肉纖維化、生理早衰，甚至罹患難以根治的「肌筋膜疼痛綜合症」等。

警訊 4 筋鬆！
➡ **肥胖遲緩、體脂肪過高**

肌肉本身如果沒有充分去運用，每根肌纖維就會變細，結果由成束肌纖維所構成的肌肉，就會變得鬆弛又沒有力量，失去支撐作用。

我們最直接能看到的筋肉狀態，就是筋鬆現象；「筋鬆」可不是「鬆筋」！筋鬆了，肌肉消耗的熱量減低，代謝變差，就難逃發胖的命運。又自產的熱能減少，也會變得怕冷，身心都常感到不適。

年輕人也要當心，人類肌肉的狀況在 25～30 歲達到高峰，接著就只有遞減；不提早保健存本的話，很快筋鬆、身形改變、動作遲緩就會報到，給人上了年紀的感覺。

雖說 40 歲以後，人體的肌纖維數量減少，理應會愈來愈沒力氣，但也未必絕對如此；我有很多毛巾操同好，70 歲了還是很硬朗，因為每天都持續拉筋做操，所以肌肉還是保持緊實有力喔！

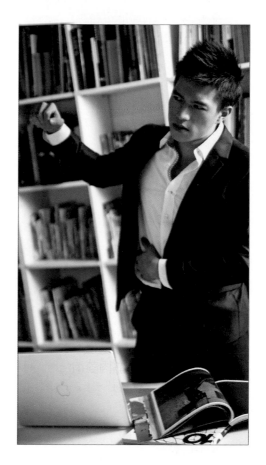

你被4大文明病纏上了嗎？

　　有項近年的統計數據，台灣「代謝症候群」患者已逼近300萬人，其衍生疾病更佔10大死因5項之多，而且好發年齡層已經下降；父母忽視國小生體重過重；妙齡女子平均腰圍已比10年前大2吋；新婚夫婦生育困難；上班族長年疲勞、三高率高等，最直接攻擊我們生活和生命品質的4大文明病，就屬三高（高血脂、高血糖、高血壓）、體態惡化、生理年齡衰老、肥胖等問題。

　　如果一味的靠藥物和醫療資源追逐健美長壽，那豈不是強求。自己如何從生活中經常自我檢測、保健運動，是每個現代人必學的知識。

三高不只是數字，是少活12年的生命威脅！

　　行政院衛生署2007年統計，70歲以下人口因代謝症候群衍生疾病，腦血管疾病、心臟性疾病、糖尿病、腎炎、腎徵候群及腎性病變、高血壓性疾病等之患者，較一般人平均減少12.7年壽命！

　　但有近9成民眾不知道血壓、血脂、血糖的安全數值；5成民眾不瞭解「代謝症候群」，看到檢測指標如腰圍、血壓、血糖、膽固醇數值就頭昏。其實透過生活作息自我檢測，可以馬上得到概念（見以下3表）。

拉筋促進血流，預防中風和三高

　　本書所介紹的「拉筋伸展操」，能讓筋肉獲得充分伸展，同時藉由呼吸調節身心狀況。全身性拉筋伸展，可以促進血液流動，帶動血管收縮與擴張，有效強化血管、減少動脈硬化，預防腦中風及三高。

▋ 高血壓自我檢測表 ▋

□ 1. 偏離標準收縮壓120～130、舒張壓80～90 mmHg。	□ 8. 中型水果（拳頭大小）每天吃不到2個。
□ 2. 血脂肪異常（膽固醇、三酸甘油脂偏高）。	□ 9. 久坐的生活型態。
	□ 10. 每週運動少於3次。
□ 3. 為糖尿病患者。	□ 11. 飲酒過量。
□ 4. 家族有人罹患高血壓。	□ 12. 有抽菸習慣。
□ 5. 體重過重或肥胖。	□ 13. 壓力大。
□ 6. 口味重、鹽分攝取過量。	
□ 7. 每天蔬菜吃不到一碗半。	★ 參考資料：衛生福利部國民健康署網站

[勾選結果] ➡ 5項以上：為容易罹患高血壓者。
[測量時段] ➡ 起床、白天、睡前都該量血壓，綜合評估才正確。

▌ 高血糖自我檢測表 ▌

☐ 1. 家中有人罹患糖尿病。   ☐ 10. 感覺神經麻痺疼痛。

☐ 2. 喉嚨異常乾燥，不斷大量喝水。   ☐ 11. 皮膚知覺變遲鈍。

☐ 3. 胃口好、食量大。   ☐ 12. 皮膚傷癒合變差。

☐ 4. 排尿次數及尿量增加。   ☐ 13. 容易長膿。

☐ 5. 因缺乏運動而肥胖。   ☐ 14. 生活或工作壓力大。

☐ 6. 以前肥胖，莫名體重減輕。   ☐ 15. 性能力減低。

☐ 7. 容易疲倦、勞累。   ☐ 16. 曾檢查出尿中含有糖分。

☐ 8. 眼睛模糊、視力變差。

☐ 9. 耳垢異常增加，或耳道常發炎。   ★參考資料：衛生福利部國民健康署網站

[勾選結果] ➡ **此表檢驗你是否容易得到高血糖：**

12～16項：糖尿病患，請立即就醫。

7～11項：疑似糖尿病患，請立刻做檢查。

2～7項：為糖尿病高危險群，請定期做檢查。

0～2項：目前無糖尿病，但仍應隨時關心。

▌ 高血脂自我檢測表 ▌

☐ 1. 年齡大於40歲。   ☐ 11. 每餐吃夠米飯麵食才覺飽足。

☐ 2. BMI值大於27（正常約22，18.5   ☐ 12. 常吃宵夜。
       以下過瘦，25以上肥胖）。   ☐ 13. 幾乎都在外飲食、買外食。

☐ 3. 男性腰圍超過90公分（35.5吋），   ☐ 14. 常喝含糖飲料。
       女性超過80公分（31.5吋）。   ☐ 15. 每週運動少於3次。

☐ 4. 有心血管疾病家族病史。   ☐ 16. 常喝酒。

☐ 5. 有高血壓。   ☐ 17. 抽菸每天至少10支。

☐ 6. 常吃油炸類食物。   ☐ 18. 作息不規律，經常熬夜。

☐ 7. 常吃甜食、糕點類。   ☐ 19. 常睡眠不足或不易入睡。

☐ 8. 比較喜歡吃肉，不常吃蔬菜。   ☐ 20. 壓力大或工時長。

☐ 9. 常常3天以上沒吃水果。   ☐ 21. 感到疲倦、心情低落、精神不佳。

☐ 10. 常吃高膽固醇食物，如海鮮、動物
        內臟。   ★參考資料：衛生福利部國民健康署網站

[勾選結果] ➡ **勾選愈多，表示得到心血管疾病危險愈高。**

[BMI值算法] ➡ **體重公斤 ÷（身高公尺 × 身高公尺）**

擊退百病之源的 肥胖症候群

　　臨床上也已經有很多實證，肥胖與糖尿病、高血壓、退化性關節炎等慢性病其實互為因果；許多病患是先有「代謝症候群」（三高），體重才異常飆高。

　　肥胖者的身體代謝功能呈現異常，使血壓升高、胰島素阻抗血糖、血脂偏高而潛藏動脈硬化危機等，尚未達三高警線，但已體重超標、身型變胖、體力變差、感覺不適等，這便是俗稱的「肥胖症候群」。

▍醫界檢測「代謝‧肥胖症候群」5標準 ▍

☐ 1. 男性腰圍超過90公分（35.5吋），女性超過80公分（31.5吋）。
☐ 2. 血壓收縮壓大於130、舒張壓大於85 mmHg。
☐ 3. 高密度脂蛋白膽固醇男低於40、女低於50 mg/dl。
☐ 4. 空腹血糖值高於100 mg/dl。
☐ 5. 三酸甘油脂高於150 mg/dl。

★ 參考資料：衛生福利部國民健康署網站

［ 勾選結果 ］➡ 3項以上：判定為「代謝‧肥胖症候群」。

掌握 BMR 基礎代謝率，避免越老越胖

　　「基礎代謝率」（BMR ＝ Basal Metabolic Rate）是指在自然溫度環境中，人體在非活動的狀態下，維持生命所需消耗的一日最低能量。

　　基礎代謝率會隨年齡增長、體重減輕等因素而變差，但也能隨著運動增強肌肉而增加。此外，疾病、飲食、環境溫度變化、承受壓力等也會改變人體的能量消耗，直接影響身體基礎代謝率的升降。

　　當人年紀變大，基礎代謝率下降，維持基礎代謝率所需的熱量就不需要同年輕時一樣多，可是如果這時你仍保持著相同的生活習慣，沒有透過飲食調整或藉由運動去消耗熱量，自然會越來越胖。

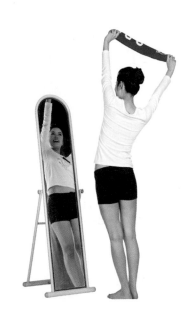

　　而藉由每天持續做拉筋毛巾操，伸展四肢來帶動全身運動，能刺激活化內臟及腸胃機能，也能有效消耗熱量、避免脂肪囤積，提高整體代謝率，自然很快能與肥胖症候群説拜拜！

▌BMR基礎代謝率算法 ▌

[一般算法]

BMR ＝ 體重磅數 × 10卡

★ 如體重150磅，一日BMR是1500卡。

★ 1磅 ＝ 0.454公斤

[Harris-Benedict方程式]

男性：66 ＋（13.7 × 體重公斤）＋（5 × 身高公分）－（6.8 × 年齡）

女性：655 ＋（9.6 × 體重公斤）＋（1.7 × 身高公分）－（4.7 × 年齡）

★ 如女子50公斤重、160公分高、21歲，一天BMR ＝ 1505.7卡

　655＋（9.6 × 50）＋（1.7 × 160）－（4.7 × 21）＝1505.7

生理年齡像人生鏡子，你也可以擁有年輕體能

　　現在看看你的四周，應該會看到有些人實際年齡30歲，卻讓人感覺像60歲；也有人雖然已經60歲，卻很有活力像30歲一樣！「生理年齡」不等於「實際年齡」，它代表生命活力，有人未老先衰，也有人老當益壯。

　　有一項訪問調查顯示，在18～50歲受訪女性中，7成有5種以上衰老徵狀，例如易累、沒精神、小腹困擾、臉色差、手腳冰冷等，有便秘、易胖、頸椎病、失眠、憂鬱困擾的比例偏高，甚至有大學生的生理年齡比實際年齡大了19歲。

　　導致生理年齡衰老的原因，50%關係生活習慣、20%受環境壓力或汙染影響、20%與遺傳有關、10%關係醫療衛生水平。

　　你是否常常覺得疲累、痠痛、提不起勁呢？小心，你的體能狀況可能不如實際年齡。請改正生活作息、調整飲食習慣，並且加強運動吧！透過毛巾操，增強身體的肌力、持久力、柔軟度，降低老化速度，重拾年輕時期的滿滿活力。

拉筋矯正不良5體態，平衡無病環境，找回自信

　　此外，針對不良生活姿勢造成的筋緊、緊縮、緊硬、緊鬆，導致體態惡化和身心病症（P34～35），根本方式應該從筋肉與骨架的平衡來調整。

　　國人最常見的「5大不良體態」為脊柱側彎、駝背、骨盆歪斜、O型腿、X型腿，詳細的檢測與矯正方法請見P82～99，透過毛巾操拉筋來鍛鍊筋肉群，幫助各位打造勻稱無病的體態。

認識拉筋毛巾操
從觀念到全身

體驗「拉筋＋毛巾操」的5大功效！
拉對筋，讓你不痠不痛、不老不胖。

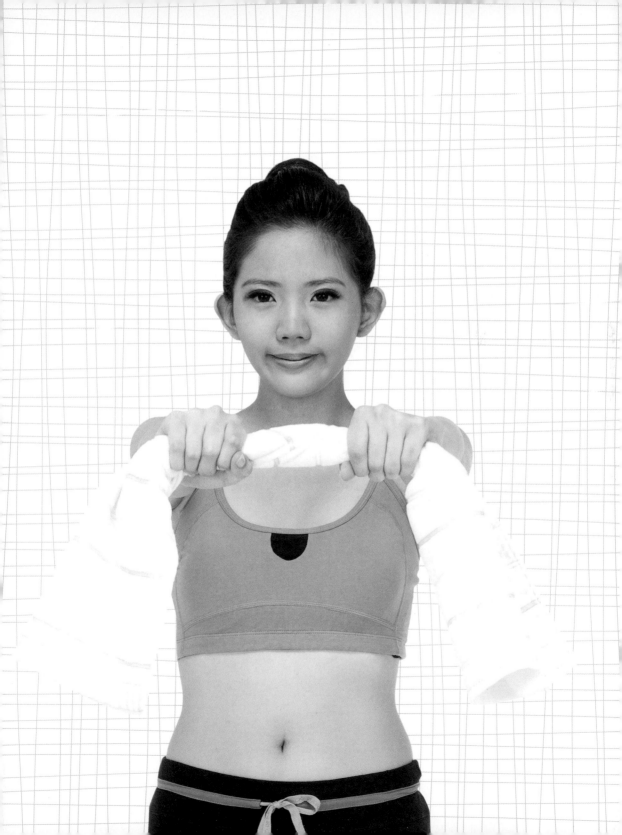

什麼是「拉筋毛巾操」?

重視深層筋肉運動，真正讓筋肉呼吸

　　「拉筋毛巾操」即藉助毛巾拉扯力量，幫助身體有彈性又準確的調整做操力道和距離，不但讓筋肉充分伸展，以利滯淤的廢物毒素排出體外；同時配合腹式呼吸，幫助調節自律神經，活絡血液使身體含氧量增加，讓筋肉臟器真正做到深呼吸。

　　血液中的含氧量增加，正是肌膚變亮麗、增加體內抗氧化因子、提升免疫力的關鍵。綜觀人體筋肉內布滿血管、肌膜肌腱等重要組織，從筋肉到五臟六腑無一不需要氧氣；而氧除了仰賴呼吸取得外，更可藉由拉筋毛巾操等運動增生。

拉一處活全身，掌握槓桿原理輕鬆見效

　　毛巾操操式主要依據槓桿原理來設計，當你拉扯毛巾，全身肌肉群都會被帶動；當然在施力處作用力愈大，周圍或相對平衡的肌肉群也會跟著用力。也因為藉助毛巾來控制做操力道和定位，所以避免了拉筋太用力、拉錯筋的問題。

　　「拉筋毛巾操」即運用此原理來伸展肢體到位，達到刺激主要作用內臟和筋肉群，牽動全身機能，達到舒緩痠痛、代謝排毒、塑身美型等深淺功效，隨著人生不同階段的需求，讓自己保持走在健康大道上。

伸展中增加體內酵素，提升新陳代謝

　　此外，日本長期以來大力推廣的「增加體內酵素的運動」，包括「腹式呼吸運動」，以及每天保持20分鐘以上的「筋肉伸展運動」，以加速體內製造酵素。

　　酵素是一種很特殊的複雜性蛋白質，在人體內擔任新陳代謝中化學變化最重要的媒介。也就是說，體內若沒有酵素，就不會有化學變化；當人體無法新陳代謝，當然也就失去生命。然而，酵素在化學變化中不斷在損耗，除了部分可以由人體自行製造補充，大部分的酵素還是要靠日常飲食持續補充，才能使體內環境維持平衡。

　　在我多年體驗和臨床案例下也證實──「拉筋毛巾操」不僅鍛鍊了筋肉，使其恢復彈性，更在伸展中加速肝臟、胰臟分泌酵素，提升新陳代謝！現在就藉由本書系統化的整理，與各位分享毛巾操這麼多的功效，幫助您暢遊這個全齡、全效的運動樂園。

▌選擇做操毛巾的標準 ▌依操式選毛巾尺寸

> [尺寸]：寬20～40公分、長76～120公分的運動毛巾。
> [質料]：棉質的毛巾有厚實感，觸感佳，也耐拉扯。
> [替代品]：夾在膝蓋、墊在腹腿下用的塊狀，可用浴巾折出厚度，或用抱枕代替。隨身的圍巾、頭巾、小外套等，也能當替代品。

哪些人最需要拉筋毛巾操？

高壓主婦、上班族 ➡ 改善失眠、痠痛免用藥

據統計，90%以上的家庭主婦都有長期腰痠背痛的症狀，罹患坐骨神經痛的比例更是偏高；職業婦女還常有慢性頭痛、痠腫、失眠、暴躁憂鬱等身心症。而上班族因為壓力大、長期姿勢不良，已經出現身心失衡、肥胖、慢性病提早入侵的現象。診所的病友中，就有不少案例是30歲的電腦工程師有「五十肩」，壯年的企業主管發生「小中風」卻不自知還誤用藥。

人體肌肉一旦緊繃，就會使血液循環變慢；拉筋可以喚醒其代謝功能，將造成痠痛的乳酸，和廢棄油水、毒素排出體外，有效調節身心平衡、改善宿疾。

肥胖者 ➡ 提升代謝燃脂排廢，減重更容易

拉筋毛巾操所激增的「體內酵素」，能幫助體內脂肪分解、排除多餘廢物，最適合「內臟型肥胖者」，也是我們每天體內環保的好幫手。此外，做20分鐘以上的拉筋毛巾操後，身體會持續燃燒熱量5～6小時，基礎代謝量也會增加100大卡以上，有效燃脂減重。

愛美人士 ➡ 消滅自由基，回春抗老

據統計，女性每年花在保養品上的金額高達上億元，但其實最佳保養品「體內酵素」就在身體裡。酵素中的抗氧化因子「超氧化物歧化酶」（superoxide dismutase）是對付「自由基」的最大利器，自由基會攻擊蛋白，或形成大分子甚而斷裂，引起病變，讓皮膚失去彈性、筋骨僵硬等。而藉由毛巾操伸展運動激發酵素分泌，便能有效促進細胞代謝、修補。

年長、重病、復健者 ➡ 操式溫和，活化退化關節

「靜止型運動」毛巾操也很適合銀髮族的養身需求，不會造成運動傷害。而且，做操使用的毛巾可塑性高又方便，可準確訓練肌力、強化關節、增強體能，所以許多物理治療師都將毛巾操列入傷老病者專屬復健計畫，按部掌握療程。我建議臥床者也可以就近拿抱枕來替代做操。

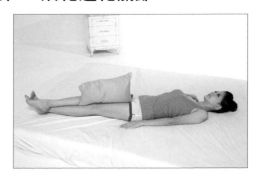

拉筋毛巾操讓你「健美無病5功效」

功效1 ➡ 不生病
活化自律神經系統，啟動細胞能量，平衡身體機能！

　　人類的活動、睡眠、心跳、血壓，是以5小時為週期；其中睡眠占作息最大部分，一旦睡眠不足會引發許多連鎖效應，例如：注意力不集中導致意外、長期頭痛、腦神經衰弱；生理時鐘混亂也會導致肥胖、三高（高血壓、高血糖、高血脂）等「代謝症候群」（說明詳見P36～39）。

　　筋肉和身體一樣也有生理時鐘，稱為「筋肉生理時鐘」，主要是針對內分泌系統、自律神經系統，來調控細胞內的能量程度，適度刺激交感神經、副交感神經達到平衡。

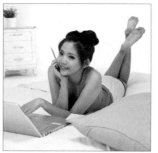

　　早晨運動可以增強肌力，提高肺活量，對呼吸系統、呼吸道疾病患者有益；下午則是強身燃脂的好時機，肌肉的承受能力較其它時段高出50%，特別是每天傍晚4～5點，人體運動能力達到最高峰，視覺、聽覺等神經傳導較敏感，心跳頻率和血壓也隨之活躍；晚上選伸展型和緩運動，有助於睡眠。也因此，就另一個層面來看，做拉筋毛巾操還可以導正生活作息。

▎自律神經的運作機制 ▎

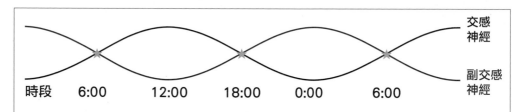

| 時段 | 6:00 | 12:00 | 18:00 | 0:00 | 6:00 |

交感神經（藍線）：其作用是使心跳加快、呼吸加速、胃腸蠕動變慢，或緊張性筋攣、體溫上升、流汗、血壓升高等，提升身體主要系統的活動力。

副交感神經（紅線）：其作用與交感神經相反，使心跳變慢、呼吸平穩緩慢、腸胃蠕動變快、血壓下降，降低主要系統活動力，達到身體休息與睡眠狀態。

★ 兩者作用交集時，神經系統既可應付壓力，又可獲得足夠休息。

功效2 ➡ 不痠痛
排除有害沉積乳酸，打通血液循環，徹底消除疲勞！

　　長期處於壓力狀態的現代人，常有肌肉緊繃、筋硬、筋縮、筋緊、全身痠痛的情況，而主要原因就是肌肉內血管受到擠壓、導致過多乳酸囤積的緣故。

　　很多人面對疲勞壓力，不是大吃大喝，就是猛喝咖啡或提神飲料，結果不但沒有提神，反而愈喝愈累。

　　事實上，當人體處於疲憊狀態時，代謝變慢，這些外來物反而讓人感覺更沉重。而拉筋毛巾操能有效伸展肌肉，讓被擠壓的血管復原、循環通暢，帶走積存的乳酸；當老舊血液與含有足夠養分及氧氣的新鮮血液交換，就能充分消除疲勞，並且減輕「廢物處理工廠」肝臟的負擔。

　　不過歸根究柢，千萬不要等到筋肉出現硬麻痠痛等警訊，才想到要做毛巾操；每天養成做操的習慣，「今日疲勞今日消」才不曾日積成病。

▌ 什麼是乳酸？ ▌

乳酸是一種疲勞老廢物質，在身體活動或保持體溫而使用熱量的過程中，就會形成。熱量攝取過多，無法順暢發揮代謝機能時，容易產生乳酸，即產生疲勞效應。毛巾操的一大效用，就是排除沉積的乳酸。

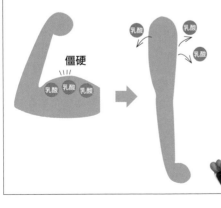

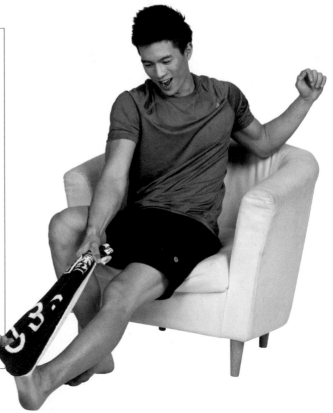

功效3 ➡ 不肥胖
加速全身新陳代謝，帶動速效排毒，促進體內環保！

拉筋毛巾操為什麼可以「排毒」？很多人都存著這樣的疑問吧！

人體內有許多毒素來自消化和代謝過程中的副產物，包括膽固醇、脂質沉積、尿酸等，它們在腸道內腐敗、分解後產生毒素，若不適時代謝掉，就會被再次吸收，不斷汙染體內環境，又經血流進入不同器官，引發各種疾病，輕則肌膚暗黃、便秘、痔瘡、記憶力衰退，重則肥胖、失智、肝腎功能退化、內分泌失調等。

皮膚、腸道、腎臟、肺臟都是人體重要的排毒器官，又以皮膚為最大，我們也最能直接照護它。所以，建議各位多做拉筋毛巾操伸展，運動後讓皮膚汗腺和皮脂腺透過「出汗」，排除大量毒素；並且讓肺臟經由運動呼吸，排掉廢氣和廢水。

同時，據醫學證明，人體80%的毒素都存在腸道中，使得腸道背負著「萬病之源」的重擔。臨床實例證明，透過拉筋毛巾操的深度按摩和疏通，能激化腸道蠕動，進而帶動全身代謝燃脂、活化機能，達到體內環保的功效。

功效4 ➡ 不歪斜
增強骨骼筋肉肌力，導正不良姿勢，塑造完美體態！

人從會走路開始，就有骨骼歪斜的危機，尤其是女性，由於肌肉力量較弱，80%以上都有骨骼或脊椎等問題。

我舉個例子，有一男一女，兩人的臂圍一樣粗，但是一般男性的肌力較大，因為女性脂肪層比較厚，這是不能使力的部分，肌肉力量相對較小。而骨骼是由依附其上的肌肉相互支撐，肌力較弱者或變弱時，支撐力隨之減弱，骨骼也就容易歪斜。

一旦骨骼不正，就會產生駝背、凸小腹、骨盆前傾等姿勢不良的狀況，不但影響體態，嚴重者恐會造成失衡跌倒受傷、腰椎負擔、脊椎側彎等，女性還有經痛、性交疼痛、生孕不順等危機。

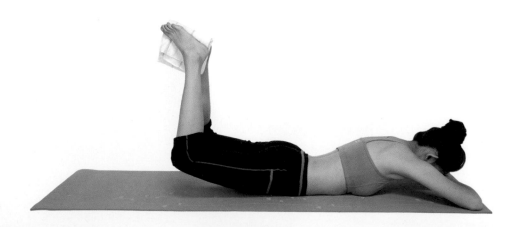

也有先天骨骼歪斜、O型腿、X型腿、嚴重長短腳者，其實都可以藉由正確的拉伸強肌運動，控制情況不惡化，甚至矯正回位。

拉筋毛巾操即利用槓桿原理，輕鬆調整歪斜的身體，找回正確的重心；並持續強化耗弱中的筋肉，讓肌力提升，使其常保支撐骨骼定位的力度，兼具矯正不良姿勢、美化身形的功效。

功效5 ➡ 不衰老
抵抗自由基的破壞，增進免疫功能，有效延緩老化！

再提到人類的老化現象，以及情緒不穩定，往往是因為體內的「自由基」作祟，而運動正是對治自由基的良方。

好比前衛生署長葉金川說：「生老病死是必然，老化也是無可避免的，但是運動可以延緩老化，除了透過運動的新陳代謝，讓身體保持新鮮活力之外，附加的好處，就是會變得快樂健康。」

藉由拉筋毛巾操伸展，正可以牽動深層肌群、促使皮膚緊實有彈性、擊破老化自由基；進階的「療癒毛巾操」（P50～81），還能改善各種系統不適，同時啟動免疫系統，讓身心常保健朗。

醫學研究也顯示，每天持續適度做伸展操，經過12至15週後，生病的機率將減少50%；有固定做操習慣的人，生理的活化和承受度，也比同年齡者年輕約20歲，看起來也年輕許多。

此外，拉筋毛巾操的操式多元簡易，沒有場地顧慮和心理負擔，「單人操」隨時可做，即時暢快；「雙人操」可以加強功效、增添生活情趣……，可以視它為照護身心一生的好夥伴。

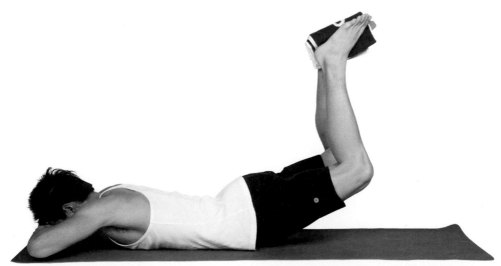

★ 本頁「俯臥抬腿」動作見P72。

拉筋毛巾操「最強效4做法」

拉筋毛巾操針對療癒不適、需矯正部位做伸展。剛開始做操的人，肌肉和筋絡較硬，若伸展時稍感疼痛，建議先從自己可以承受的負荷量來進行，找到不痛的角度為準。持續練習之後，可以明顯感覺到筋肉變軟，靈活度、伸展度也變好，此時可增加伸展幅度和力道，達到全身緊實。

拉筋毛巾操操式都很簡單易學，還可以更事半功倍、得到最大成效，就從呼吸吐吶、使力、意識、維持等4做法要領下手：

做法1 配合腹式呼吸做操

在做操時，應配合「腹式深呼吸」，用手感受腹部跟著吸氣鼓起、吐氣內縮，以按摩五臟六腑，加強肝臟製造酵素等功效。本書初級「拉筋毛巾操」就是從「腹式呼吸暖身」教起（P54），用意念指導深呼吸及肢體伸展，讓全身內部、外部運動結合。

初級的運動量不大，但身體熱得快，出汗較多，每次伸展維持10秒鐘以上，便開始有排汗效果。針對各系統不適症狀的療癒操式（P56～81），配合腹式呼吸加強身體循環，使血紅素增加氧氣，快速消除疲勞等惱人症狀。

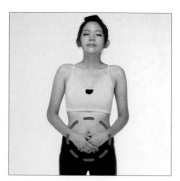

把手放在肚子上，感覺肚子隨吸氣鼓起、吐氣內縮。

做法2 全身使力拉伸毛巾

為什麼要「使力」拉毛巾，絕對不是教你「用力」的意思，因為用錯力或施力過當會造成反效果，甚至拉傷。

拉毛巾的力量要適度出力，利用身體的力量拉伸；如果你僅用手的力量握著或用力，身體不僅無法有適當的伸展，手也會因為過度緊繃而造成痠痛，反而得到反效果。

你可以試著想像一下，當你雙手向上舉高再放下時，你應該可以感受到是兩肩胛骨在運動，而不是手臂用力所甩動的。就是這樣，使力地拉伸毛巾，但用的是身體的力量。

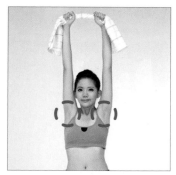

從拉毛巾的手、四肢關節到全身，都要使力延伸。

做法3 有意識的感覺肌肉群運動

　　毛巾操屬靜止型運動，更需要將注意力放在正在伸展的肌肉群上，充分感受肌肉伸展的意識，感覺肌肉群在用力、拉長，微微發熱甚至冒汗，那就表示有做對動作。

　　尤其移動愈小的動作，如「雙腿夾側」（P70）、「腳趾體操」（P76）等，應專注在使力的下肢肌肉群上，才能舒緩相關系統的不適；針對矯正體態的操式，如「膝蓋壓毛巾」（P98），則應專注使用大腿內側肌力，才見效果。

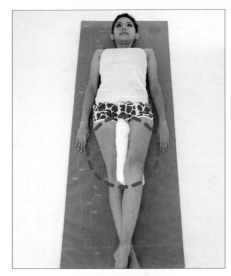

雙腿夾側操（P70）移動範圍雖小，但更需專注在將大腿、膝蓋、腳板保持夾緊。

做法4 每天10分鐘、每動10次以上，每次伸展10秒

　　多數運動都是屬於需要瞬間爆發力、瞬間伸展肌肉，難免造成肌肉拉傷；而做毛巾操的好處，速度要慢，力量適中，慢慢拉到有一點點牽扯的感覺即可，勿勉強而造成疼痛。

　　正確又有效的做法是，「每次伸展維持10秒，每動做10次以上，每天做10分鐘以上」，容易實踐又好記。尤其經常維持單一姿勢的工作者，更應該利用反作用力的靜態伸展，來平衡肌肉群，預防工作痠痛，恢復活力。

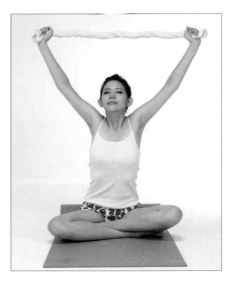

本來僵硬的肌肉，藉毛巾操拉筋後，會變得有彈性、增強柔軟度，甚至可以延長為原本的1.5倍。

PART 3 【療癒篇】

緩解7大系統
療癒毛巾操

消除人體7大系統疼痛不適，
活化機能、防止老化，個人、雙人都適用。

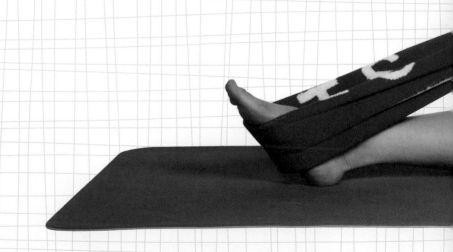

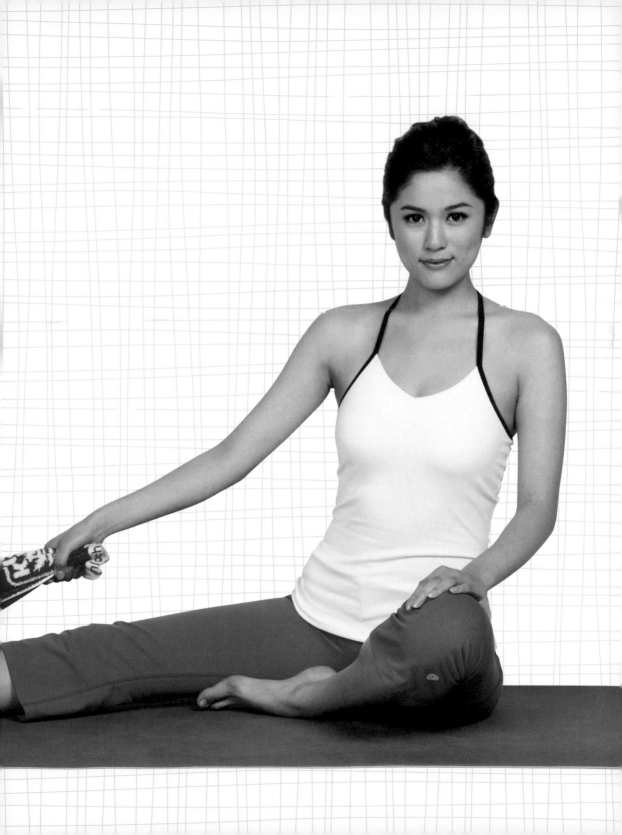

筋肉與7大系統哪些病症有關

人體的筋肉，好比一部精密機器的複雜電路，筋開了，才能活化氣血、提升臟器機能。本單元這套以「療癒」為主軸的拉筋毛巾操，主要是運用外力與自力拉伸來拉動筋肉到內臟，因為是發自深層的拉力，所以除了針對主要作用的系統，還可以導引全身的血液流通，緩解原本血氣滯礙的病痛，回到正常運作的健康狀態。

偏頭痛因為脊椎受傷？拉筋直接運動找到病源

人體組織主要分為7大系統：筋骨系統、神經系統、消化系統、循環系統、呼吸系統、內分泌系統、免疫系統；其多數的不適病症，都有著關聯性或對應性。

好比我多年前罹患「電腦手」，右手痛到幾乎癱瘓，甚至牽連神經筋絡導致腳不能走路，後來靠毛巾操緩解復健，很欣慰不久就完全康復。

這套「療癒毛巾操」的好處，是能針對兩種以上的人體系統發揮作用，例如脖子痠痛時做「振動頸部操」（P56），讓含括頭頸肩到脊髓的筋肉、神經、血管，獲得按摩疏通，同時調整到筋骨、神經、免疫等系統。

療癒功效的毛巾操屬於「直接運動」，針對不適症狀的源頭來做處理；但病因往往不只有一個，連鎖效應、舊疾復發也可能糾纏你。例如，莫名難治的偏頭痛、手腳冰冷，可追溯到幼年脊椎受傷沒有即時處理，久之壓迫中樞神經，造成坐骨神經痛、頸背痠痛，嚴重到神經系統退化所導致。因此，我們多做拉筋伸展操，讓7大系統維持平衡健康，能大大預防痠痛病症趁虛而入。

肌肉痠痛是脊椎歪斜、重大疾病的警訊

常被人們小看的「肌肉痠痛」，可能是重病的徵兆。姿勢不正確、肌肉韌帶力道不夠或過勞，甚至內臟病變壓迫到神經，都會發出痠痛炎症警訊，讓我們思緒紊亂，要常變換姿勢。

就人體中樞脊椎骨結構來看，它布滿最複雜的肌肉、肌腱（連接肌肉到骨頭的組織）、韌帶（連接骨頭間的組織）、骨膜等軟組織，其中只要有一項不健全、有症狀，導致發炎或壓迫周圍神經，都會牽引腰背肩頸痛麻、四肢無力、胃腸脹氣等，甚至行走不穩、暈眩、心律不整、血壓下降。因此可以說，筋肉是人類的「第二顆心臟」，只要筋肉健全，人就會健康。

進一步檢視，不同的脊椎部位，牽涉到不同的器官病症，因此在做操療癒或矯正之前，必須了解是哪一段不舒服，對位出招。以下就舉出從脊椎到骨盆發生歪斜時，常引起的病症，並提供對症操式。

▌脊椎 ⟷ 骨盆歪斜常引起病症 ▌

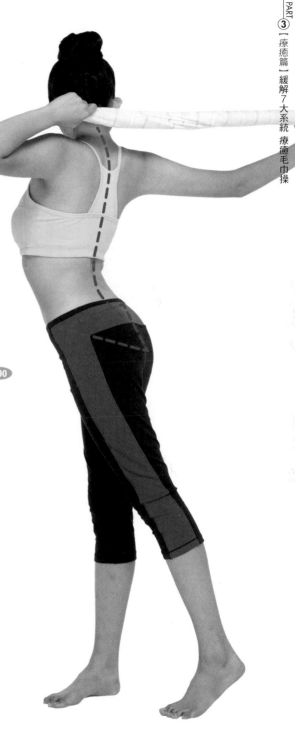

歪斜部位

頭肩頸 頸椎1～7節

- ●頭痛頭暈
- ●落枕
- ●記憶力衰退
- ●肩頸痠痛
- ●失眠
- ●五十肩

對症 ➡
- 振動頸部 P56
- 雙舉後拉 P58
- 手腕拉伸 P60
- 雙人拉肩 P78

胸背腹 胸椎1～12節

- ●自律神經失調
- ●五十肩
- ●指尖麻痺
- ●心肺不佳
- ●胃炎
- ●腎功能滯礙
- ●胃下垂
- ●疲勞
- ●肝衰退
- ●浮腫肥胖

對症 ➡
- 手腕拉伸 P60
- 拉腿轉腰 P62
- 8字型瘦腰 P66
- 雙人拉肩 P78
- 脊椎矯正伸展 P90
- 提腳挺背 P92

腰臀 腰椎1～5節

- ●腰痠背痛
- ●便秘
- ●膝關節疼痛
- ●生理痛
- ●生理失調
- ●下肢萎縮
- ●坐骨神經痛

對症 ➡
- 拉腿轉腰 P62
- 腹臀上抬 P64
- 8字型瘦腰 P66
- V字型塑腹 P68
- 雙腿夾側 P70
- 俯臥抬腿 P72
- 扭轉骨盆 P94

骨盆

- ●手腳冰冷
- ●髖骨關節痛
- ●生理痛
- ●生孕不順

對症 ➡
- 雙腿夾側 P70
- 俯臥抬腿 P72
- 雙人鬆腿 P80
- 扭轉骨盆 P94

拉筋毛巾操「正確呼吸暖身」

腹式呼吸法指導做操，有助更深層的效用

做毛巾操時，和其它運動最不同之處，是必須先學習「腹式呼吸法」；做操時搭配腹式深呼吸──「動作放鬆時吸氣，用力時吐氣」，能提供身體代謝時足夠的氧氣，並把廢氣吐出體外，有效提升代謝、促進燃脂。

做操時，用意念指導腹式深呼吸、伸展肢體，讓全身內部、外部運動結合；一開始運動量還不大，但很快暖身，出汗漸多。持續做10分鐘「腹式呼吸法」，可消耗熱量19.5大卡，效果可不輸給散步；它可以當成單獨操式進行，也是每次做操前的暖身動作。

腹式深呼吸的正確做法是，慢慢用鼻子吸氣，閉上嘴巴，吸氣時讓腹部自然鼓起，胸部只在腹部鼓起時跟著微微鼓起；吸氣10～20秒讓空氣充滿腹部，屏氣5～10秒再吐氣，重複做10次。

重點是，腹部要隨吸氣、吐氣膨縮，可以把手放在肚子上感覺──「吸氣時腹部鼓起，吐氣內縮」，雖然吐氣時腹部會自然放鬆，但要使點力將腹部內縮，把廢氣吐乾淨，同時按摩到腸胃、緊實核心腹肌群。

四肢做最大伸張，暖身＋確認毛巾長度

開始做操前，四肢不妨先拿毛巾做最大伸張，試試毛巾夠不夠長，以及預演一下每個動作的毛巾摺法、握法和位置。雖然只是簡單的小動作，卻可以讓做操動作更順暢，確實拉對筋。

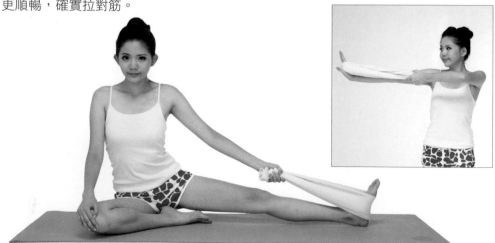

▌腹式呼吸法 POINT CHECK！▌

1 想像美好事物

站著或躺著都可做腹式呼吸。站著雙腳打開與肩同寬，眼睛閉上，想像美好事物，感覺心情放鬆。

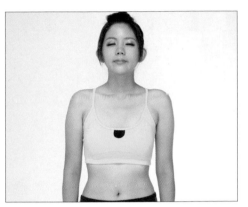

2 肚子吸鼓吐縮

吸氣時肚子鼓起，吐氣內縮，用力把廢氣吐淨；手可放在肚子上檢查。搭配其它動作時，放鬆時吸氣、用力時吐氣。

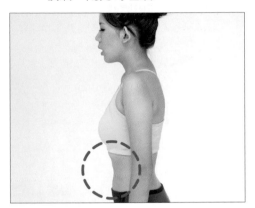

3 吐氣嘴巴做「O」字

吐氣時張嘴成「O」字，嘴巴吐氣、發出「噓～」聲，這時胸部、腹部會自然放鬆；重複做 10 次。

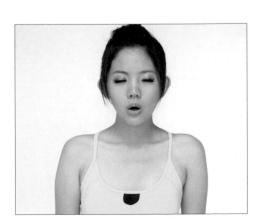

4 躺著做可以助眠

睡前做腹式深呼吸，可以放鬆身體和心情，有助提升睡眠品質，也可以促進睡眠中燃燒脂肪，抑制高血壓。

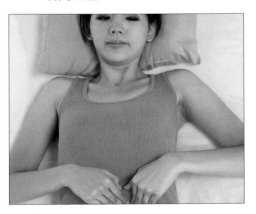

振動頸部

▶ 建議次數：每次10下。
▶ 強健筋肉：頭夾肌、半棘肌。

——— 解肩頸痠痛，提神消疲勞 ———

藉毛巾下拉振動後頸筋肉，可以促進腦部血液循環，消除疲勞，提神醒腦；同時按摩頸部穴位，消除肩頸痠痛，電腦族要多做。

1 毛巾掛脖子

雙腳微開站定，毛巾掛在脖子後面，兩手各抓一端。

2 兩手拉振

雙手同時把毛巾往下拉10下，以振動頸肩，左右手力道要相等。

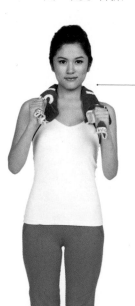

Check!

毛巾掛的正確位置在脖子後方，不宜太高到後腦，避免拉振時造成暈眩。

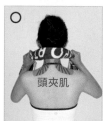
頭夾肌

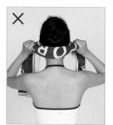

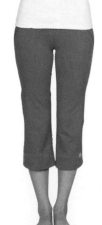

Check!

脖子不要跟著抖動，僅以手勁拉振後頸和肩頭，動作求確實，速度不要太快。

注意

頭頸、後腦是相當敏感的部位，拉振毛巾的力量不宜過大，以免頭暈眼花或受傷。

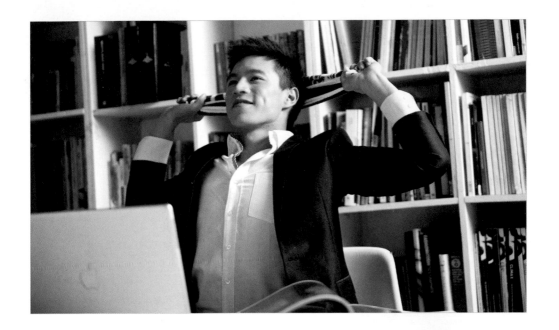

3 上班族活用 ➡ 振動頸部＋雙舉後拉

上班族最需要多放鬆肩頸腦部，只要利用零碎3分鐘時間做「振動頸部操」，搭配「雙舉後拉操」（P58），就能消除疲勞，並促進淋巴排毒。至少每40～50分鐘要起身伸展，建議在公司或車上擺一條毛巾拉筋，即時恢復活力，繼續衝業績！辛苦的主婦們、學生族也要多做。

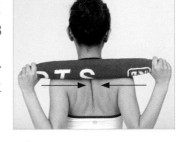

Point

頭不可前後晃動
頭要保持直穩，不可往前傾或後仰，跟著抖動，容易造成頸部受傷。

不可駝背前傾
做此動作時要維持抬頭挺胸，若駝背則頭會往前傾，就達不到效果。

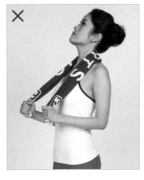

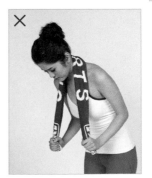

雙舉後拉

▶ 建議次數：每次伸展維持5秒，上下重複各5次。
▶ 強健筋肉：斜方肌、三角肌、肱三頭肌。

—— 改善硬肩、鬆背，排毒瘦背 ——

「五十肩」已經提早襲擊E世代，可做此操活化肩關節改善，以及預防骨折、韌帶拉傷、關節炎，並幫助睡眠、活化淋巴、消除熊背。

1 盤坐預備

盤腿坐在軟墊上，雙手握住毛巾兩端、平舉與肩同高。

Check!

兩手握毛巾的距離寬度不要太近，比肩膀稍微寬一點。

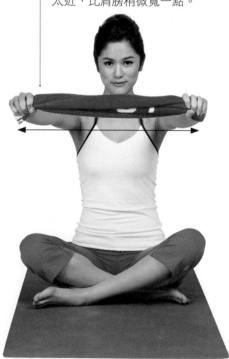

2 吸氣高舉

腹部吸氣，雙手慢慢高舉伸直，維持5秒。

肱三頭肌

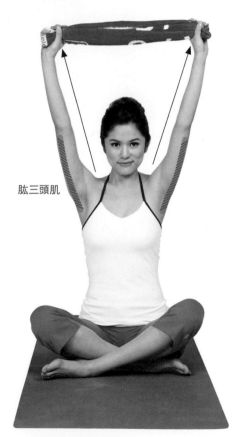

3 吐氣後拉

吐氣，手肘下拉到肩膀高度，維持5秒。回到步驟2的動作，重複做5次。

Point ....

不可聳肩

循序漸進做此動作，以免造成肩頸筋肉緊張，也不要聳肩，肩膀盡量下壓。

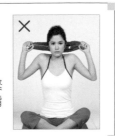

4 挑戰後夾

肩胛骨活絡後，可以繼續毛巾後舉，挑戰肩膀更向下壓、肩胛骨往後夾緊，維持5秒，重複5次。

Check!

毛巾平行下拉到肩膀高度，肩胛骨盡量向後夾緊，手肘靠近身體兩側。

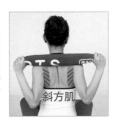

斜方肌

三角肌

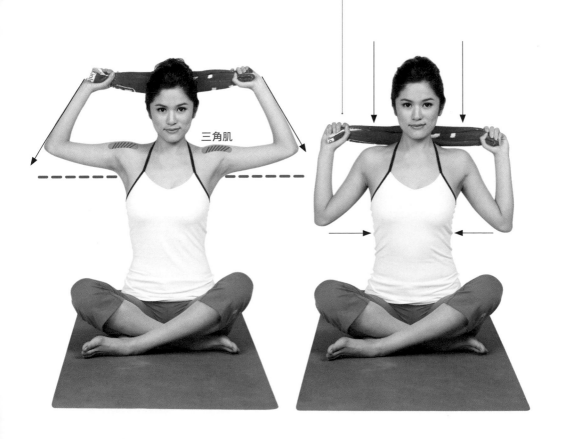

手腕拉伸

▶ 建議次數：每次伸展維持10秒，左右手各10次。
▶ 強健筋肉：橈側伸腕長肌、橈側伸腕短肌、屈拇長肌、橈側屈腕肌。

改善痠痛電腦手，結實臂肌

　　電腦族、媽媽手患者激增，往往都因為手腕、手指過度使用或拉傷；用毛巾適度拉伸腕臂，可放鬆筋腱，減緩疼痛，鍛鍊臂肌。

1 勾住左手指

左手向前伸直、伸平到肩膀高度，右手拉毛巾勾住左手指。

2 拉伸左手腕

右手將毛巾往身體方向拉，感覺左手手掌和下側筋肉有緊繃感即可，維持10秒，再慢慢放鬆，重複10次。

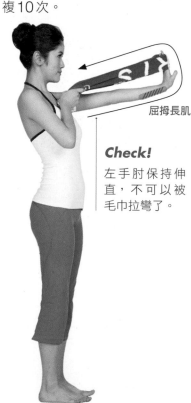

Check!
毛巾勾住左手四根手指，而非手掌，才能確實拉伸到手腕筋肉。

屈拇長肌

Check!
左手肘保持伸直，不可以被毛巾拉彎了。

3 拉伸右手腕

依步驟 1～2 的方式，換拉伸右手腕，每次維持 10 秒，重複 10 次。

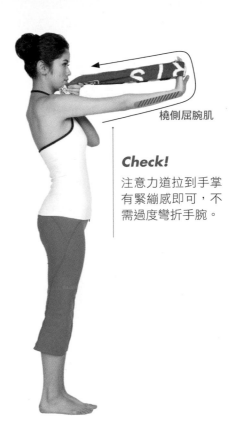

橈側屈腕肌

Check!

注意力道拉到手掌有緊繃感即可，不需過度彎折手腕。

Point ‧‧‧‧‧‧‧‧

不要勾在手掌
毛巾勾手位置應該在手指，勾在手掌的話，手腕筋肉無法確實拉伸。

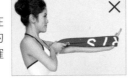

手指不可彎曲
毛巾勾住的手，手指要保持伸直，不要彎曲抓住毛巾，擾亂出力點。

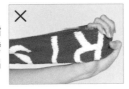

4 上班族活用 ➡ 手腕拉伸＋雙舉後拉

不只電腦族會得「電腦手」，工匠、裝配員、媽媽們等常用手腕做重複活動者，腕部肌肉都常有物理性傷害；入夜痠痛的症狀會更明顯，久了還會造成手腕韌帶拉傷等永久傷害。多做「手腕拉伸操」，搭配「雙舉後拉操」（P58），可有效改善上身不適，並提升淋巴排毒。

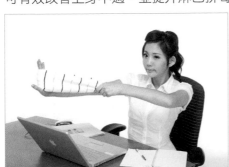

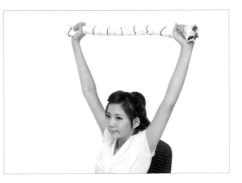

拉腿轉腰

▶ 建議次數：每次伸展維持10秒，左右腳各10次。
▶ 強健筋肉：腹外斜肌、腹橫肌、股薄肌。

——— 減輕腰痠背痛，雕塑腰身 ———

現代人常腰痠背痛，大都因姿勢不良，可透過伸展腰側肌肉改善，並加強肌力，鍛鍊腰椎和瘦腰，也按摩腹腔內臟。

1 坐姿預備

備好毛巾，先盤坐在軟墊上。

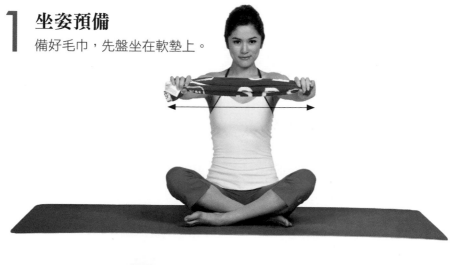

2 單腳拉伸

右腿保持彎曲，左腿向左側伸直，毛巾套住左腳底，身體重心移到右側。

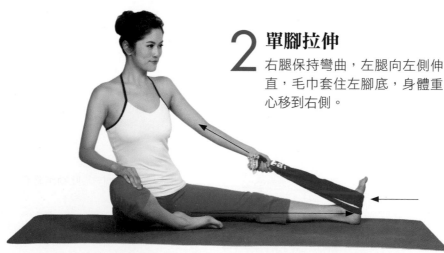

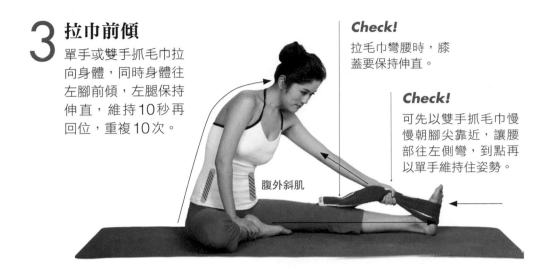

3 拉巾前傾

單手或雙手抓毛巾拉向身體,同時身體往左腳前傾,左腿保持伸直,維持10秒再回位,重複10次。

腹外斜肌

Check!

拉毛巾彎腰時,膝蓋要保持伸直。

Check!

可先以雙手抓毛巾慢慢朝腳尖靠近,讓腰部往左側彎,到點再以單手維持住姿勢。

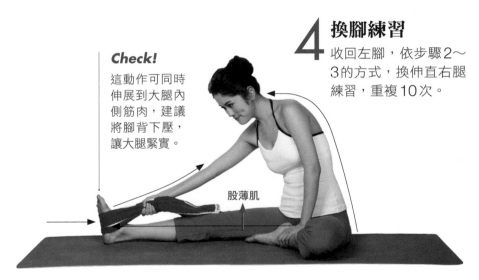

Check!

這動作可同時伸展到大腿內側筋肉,建議將腳背下壓,讓大腿緊實。

股薄肌

4 換腳練習

收回左腳,依步驟2~3的方式,換伸直右腿練習,重複10次。

Point

上身不可後仰

拉近毛巾時,上身要盡量跟著往前傾壓,不可後仰,才能舒緩腰部、拉伸大腿。

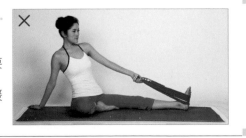

注意

此動作略有難度,腰背、脊椎筋肉有傷者,千萬不要勉強;筋肉較硬者,動作要慢慢來。

腹臀上抬

▶ 建議次數：每次伸展維持5秒，重複10次。
▶ 強健筋肉：腹橫肌、臀大肌、比目魚肌、腰方肌、半膜肌、半腱肌。

改善骨盆歪斜、經痛，瘦腹提臀

　　骨盆不正會破壞腸胃、子宮機能，容易手腳冰冷、生理痛。此動作導正骨盆向內集中和提高重心，改善不適並瘦腹提臀。

1 平躺預備

平躺在軟墊上，膝蓋彎曲。毛巾放在下腹部的位置，兩手各握毛巾兩端。

Check! —————————

膝蓋彎曲角度不要太小，臀部才會抬得起來，確實達到伸展。

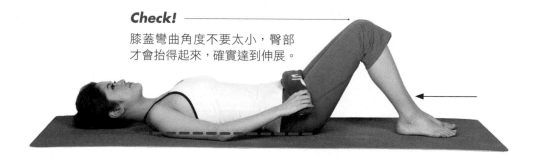

Point ···

肩膀不可離地，頭不可抬起來

若肩膀離地，當腰臀抬起時，頭頸會自然後仰變支撐點，非常危險。

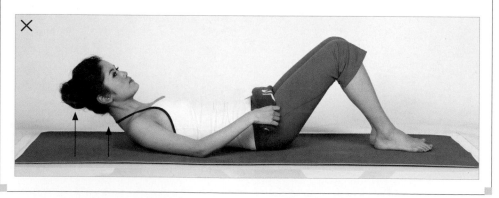

2 腹臀抬起

腹部吸氣，腰部和臀部盡量上抬，毛巾向下施加抵抗力，維持5秒。

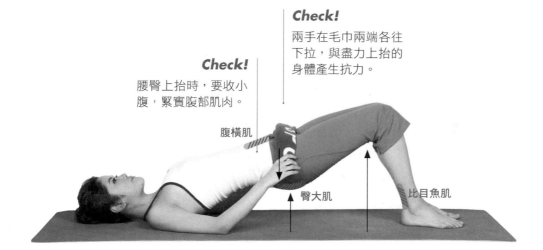

Check!
兩手在毛巾兩端各往
下拉，與盡力上抬的
身體產生抗力。

Check!
腰臀上抬時，要收小
腹，緊實腹部肌肉。

腹橫肌

臀大肌　　　比目魚肌

3 吐氣回位

慢慢吐氣，腰臀部慢慢放下回位，重複10次。

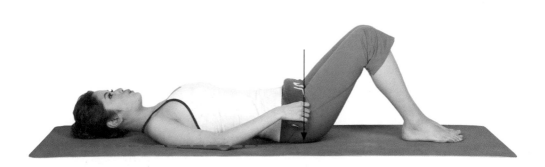

65

8字型瘦腰

▶ 建議次數：每次伸展維持5秒，重複10次。
▶ 強健筋肉：腹外斜肌、腹內斜肌、腹橫肌、腰方肌、肱三頭肌、股內斜肌。

加強瘦身，活化內臟

此動作同時運動到腰部、腹部及手臂，有助肌肉緊實，加強纖瘦腰身，並促進腹腔內臟和內分泌機能。

1 右上左下

站立雙腳與肩同寬，兩手拉直毛巾兩端，先以右手在上、左手在下，掌心都朝右，毛巾直線對齊身體中心預備。

2 向左轉體

腹部深吸口氣，吐氣時，手帶動腰部轉至身體左下側，維持5秒。

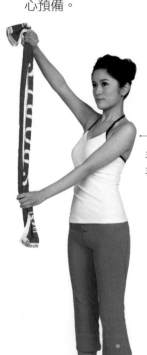

Check!
手臂要伸直，手肘不可彎曲。

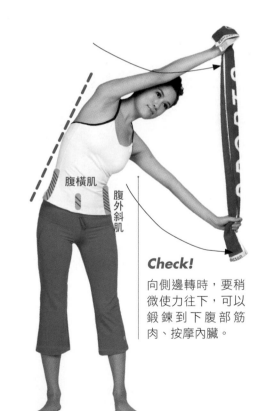

腹橫肌

腹外斜肌

Check!
向側邊轉時，要稍微使力往下，可以鍛鍊到下腹部筋肉、按摩內臟。

Point ············

手肘不可彎曲

手肘一定要打直，才能夠加強手臂運動，讓身體可以大幅度的扭轉。

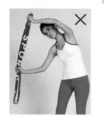

注意

左右轉體時，用意識感覺用手臂和上身寫一個大的「8」字，能使動作更流暢。

3 左上右下

回到身體正中心，上下手翻轉毛巾，採左手在上、右手在下，掌心都朝左，調整呼吸。

4 向右轉體

吐氣時，手帶動腰部轉至右下側，維持5秒。再回到步驟1，重複10次。

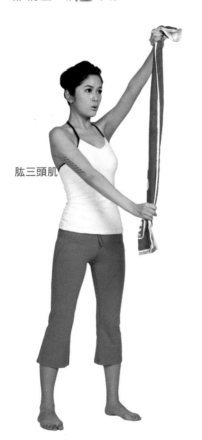

肱三頭肌

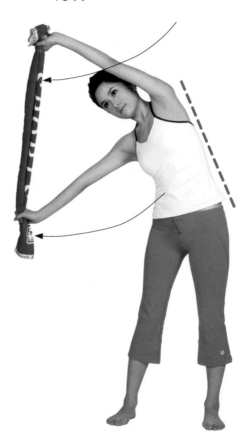

V字型塑腹

▶ 建議次數：每次伸展維持10秒，重複10次。
▶ 強健筋肉：肱二頭肌、腹橫肌、腹直肌、內外斜腹肌、臀大肌。

加強瘦身，強化腰腹腿肌

此動作難度高，能加速燃燒腹部脂肪，平坦小腹，強化腹部肌肉群。但年長者不建議做此動作。

1 坐定套腳

坐在軟墊上，雙腳向前伸直。將毛巾套在雙腳腳底，兩手各握毛巾兩端。

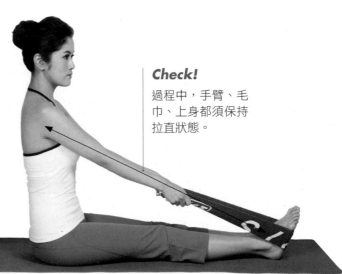

Check!

過程中，手臂、毛巾、上身都須保持拉直狀態。

Point

不可彎膝聳肩

頭要保持直穩，不可往前傾或後仰，跟著抖動，容易造成頸部受傷。

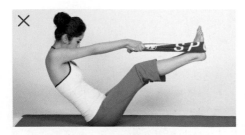

不可駝背

身體後仰時也不要駝背。建議想像自己與毛巾形成「人體翹翹板」，有助找到平衡點。

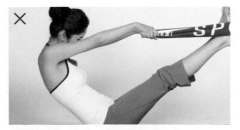

2 後仰做V字

腹部吸氣,身體慢慢後仰,兩手拉毛巾帶
動腿部離地25公分,此時上身和腿部維
持住V字型。

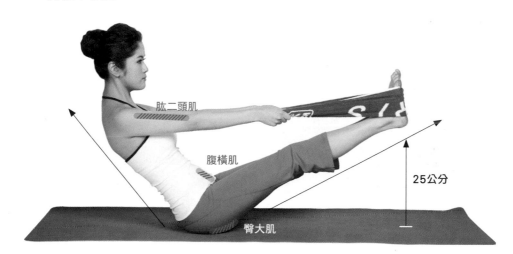

肱二頭肌

腹橫肌

25公分

臀大肌

3 穩定再回位

慢慢吐氣,維持身體呈V字型10秒
後,再回到坐姿放鬆,重複做10次。

注意

提醒剛開始做此動作有
困難的人,可以選用長
一點毛巾或圍巾,再逐
步縮短毛巾。

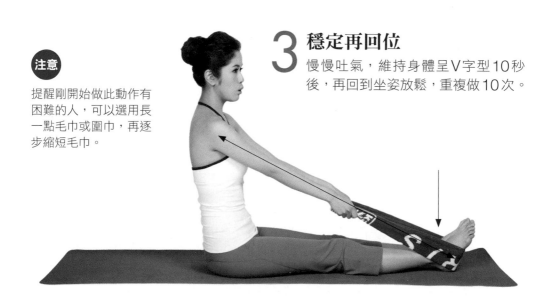

雙腿夾側

▶ 建議次數：每次伸展維持5秒，換腳重複10次。
▶ 強健筋肉：腹內斜肌、內收長肌、臀大肌、腓腸肌。

活化腸道，改善便秘

　　適度往髖關節施力、提高骨盆，能刺激腹肌，鍛鍊大腿內側肌和腹外斜肌，促進腸胃、淋巴排毒，改善便秘。

1 平躺夾毛巾

把摺好的大毛巾放在雙腳膝蓋內側夾緊，平躺在軟墊上，雙腳併攏伸直。

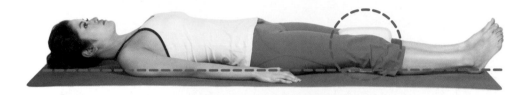

2 抬左腿

腹部吸氣，左腿往上抬高15公分，但保持夾住毛巾，維持5秒。

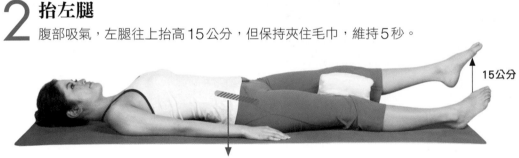

15公分

腹內斜肌

Point · · · · · · · · · · · · · · ·

腰腿不需要刻意扭轉

這動作著重在控制住腹部肌肉群，身體到腳板都不需要刻意扭轉，只要用抬起的腿從上方夾住毛巾。

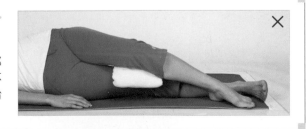

✕

3 跨到右腿

慢慢吐氣，一邊讓左腿越過右腿，壓在毛巾上方，維持5秒，再回位放平。

Check!

過程中重心要集中在腹部，一邊收縮腹部肌肉，一邊吐氣。

Check!

在動作時，膝蓋都不能彎曲。

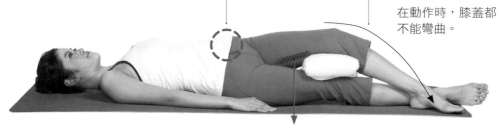

內收長肌

4 換腳練習

調整呼吸，換抬高右腿5秒後，再跨到左腿維持5秒後回位。左右腳輪流各做10次。

腓腸肌

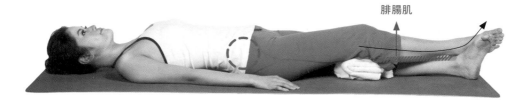

5 睡前搭配活用 ➡ 側彎伸展＋順時針按摩

腸道淤積毒素或便秘，會造成肌膚暗沉、肥胖及腸胃病。建議每天睡前做「雙腿夾側」，搭配「左右側彎伸展」（吐氣時向側邊彎，吸氣時回到中心，左右邊交替各10次），且以肚臍為中心，順時針按摩肚子5分鐘，有助隔天順利排便。

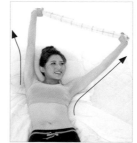

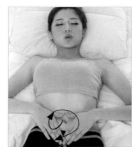

俯臥抬腿

▶ 建議次數：每次伸展維持5秒，重複10次。
▶ 強健筋肉：腹外斜肌、腰方肌、臀大肌、股二頭肌。

改善坐骨神經痛，美腿

雙腿收緊伸直，可消大腿贅肉、修飾曲線；後抬腿可使脊椎向後延伸，增強脊椎彈性，解緩下背疼痛。

1 墊毛巾趴地

趴在軟墊上，雙手重疊放在下巴下方，腹部壓著摺好的毛巾，雙腳併攏伸直。

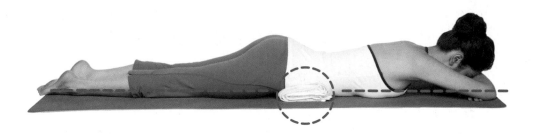

Point ·······························

頭和肩膀不可抬高

若肩膀離地，當腰臀抬起時，頭頸會自然後仰變支撐點，非常危險。

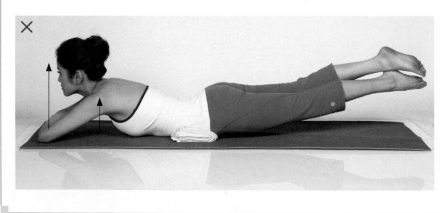

2 扣腳抬腿

腹部吸氣，雙腳交叉互扣，臀部用力內夾收緊，雙腿抬高約 10 公分，維持 5 秒。

Check!
兩腳掌要交叉扣緊，
腳尖保持朝下。

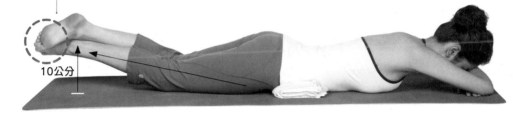

10公分

3 抬到最高

大腿和臀肌用力夾更緊，雙腿抬到最高，至少離地 30 公分，維持 5 秒。吐氣時回位休息，重複 10 次。

Check!
注意膝蓋不要彎曲，雙腿用力伸直併攏，才有健美解痛的效果。

Check!
頭部保持趴在手臂上，視線向下，頸椎不要使力，專注出力部位在臀部和大腿。

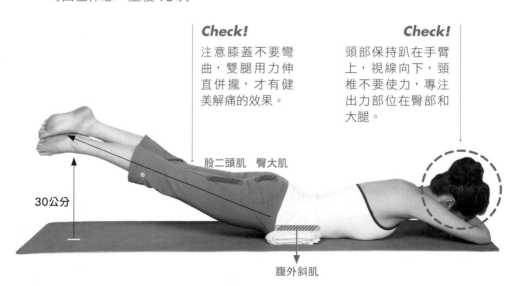

股二頭肌　臀大肌

30公分

腹外斜肌

套腳扭毛巾

▶ 建議次數：每次扭轉維持5秒，左右腳各10次。
▶ 強健筋肉：脛前肌、腓腸肌、內收長肌。

消水腫，促進排毒燃脂

用毛巾扭緊小腿，簡單就能促進血液循環，溫暖下肢，還能消除腿部疲勞、浮腫，改善蘿蔔腿。

1 扭住腳踝

屈膝而坐，將毛巾套在一腿的腳踝上，稍用力扭轉毛巾後放鬆。

2 扭住整個小腿

毛巾順著腿部一圈一圈往上扭轉，扭住整個小腿維持5秒後放鬆。換腳練習，重複10次。

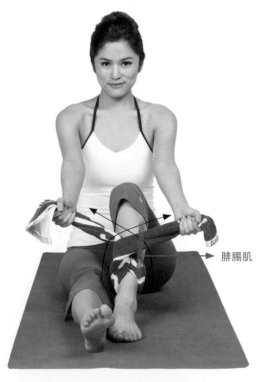

腓腸肌

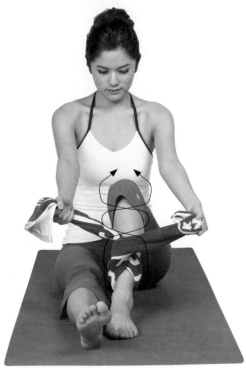

Point

不可一次完全套住

不要一口氣把毛巾扭轉到膝蓋再放鬆，壓力會過大，要分兩步驟進行。

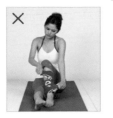

3 雙人活用 ⮕ 上提擺動＋適度拉直

一人趴著，另一人站在後面，用毛巾扭轉套住其單腳腳踝，握住毛巾尾端，向上提且左右擺動 10 次，再輕輕拉向自己，維持 5 秒放鬆，再換腳練習。

Check!

頭和肩膀穩穩地保持在交疊的雙手上方，不要跟著搖晃或抬起。

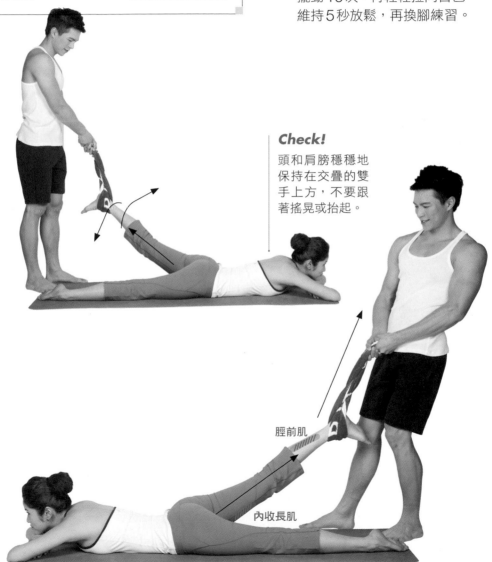

脛前肌

內收長肌

腳趾體操

▶ 建議次數：每次動作維持5秒，重複10次。
▶ 強健筋肉：屈趾短肌、內收拇肌、小指展肌。

―― 活化氣血，改善下肢冰冷 ――

手腳冰冷和心臟血管有很大關係，加強腳趾運動，促進氣血運行，可改善末梢神經循環，讓身體溫暖。

1 坐姿預備

坐在有椅背的椅子上，將毛巾鋪平在地上，兩腳略開平踩毛巾上。

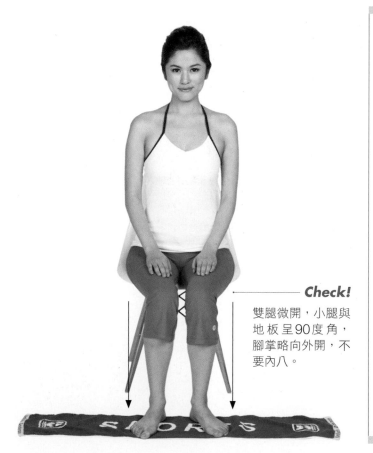

Check!

雙腿微開，小腿與地板呈90度角，腳掌略向外開，不要內八。

Point ··········

腳不可伸太出去

在做動作時，雙腳不要伸得太出去，膝蓋小腿最好垂直於地面，腳趾較好使力。

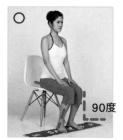

○ 90度

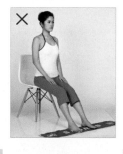

×

2 腳趾抓毛巾

兩腳腳趾用力張開，利用腳
趾頭的力量抓住毛巾，維持
5 秒後放開，重複 10 次。

Check!

此動作最主要是訓練腳趾，請
把意識專注在各腳趾頭力道的
施放。

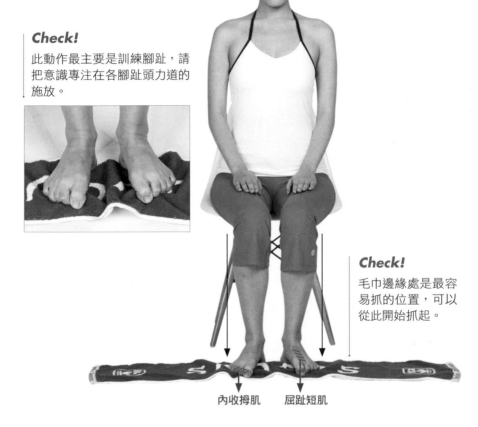

Check!

毛巾邊緣處是最容
易抓的位置，可以
從此開始抓起。

內收拇肌　　屈趾短肌

3 單腳特訓

左右腳腳趾也可以輪流單獨練習，加強
靈活度，可視情況增加各腳夾住的時間
和練習次數。

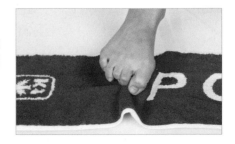

雙人拉肩

▶ 建議次數：每次伸展維持5秒，重複10次。
▶ 強健筋肉：斜方肌、肩胛下肌、棘下肌、大小菱肌。

── 改善肩背痠痛，預防駝背 ──

此雙人操有助徹底伸展肩臂，刺激肩胛骨，有效消除肩膀痠痛、活化淋巴，也能增進家人和情人的生活情趣。

1 雙臂後抓

一人趴在軟墊上，雙臂在背後伸直，握住毛巾中間，兩手距離約一個拳頭寬。另一人站在背後拉直毛巾兩端。

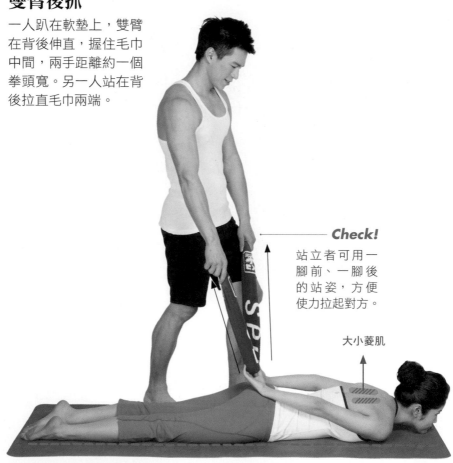

Check!

站立者可用一腳前、一腳後的站姿，方便使力拉起對方。

大小菱肌

Point ·············

趴者頭部不可上仰

趴者過程中都應該全身
放鬆，頭部自然下垂，
不能跟著手臂往後抬。

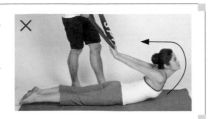

注意

這個動作目的不在挑
戰極限，手臂向上拉
的幅度應該根據對方
肩部的柔軟度，要重
視雙方反應。

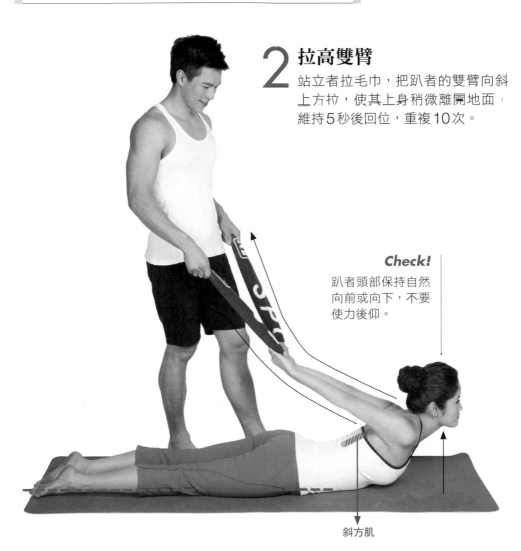

2 拉高雙臂

站立者拉毛巾，把趴者的雙臂向斜
上方拉，使其上身稍微離開地面，
維持5秒後回位，重複10次。

Check!

趴者頭部保持自然
向前或向下，不要
使力後仰。

斜方肌

79

雙人鬆腿

▶ 建議次數：每次伸展維持5秒，重複10次。
▶ 強健筋肉：豎脊肌、半腱肌、半膜肌、腓腸肌。

── 消水腫，預防腿痠抽筋 ──

　　雙人一起培養默契，好好伸展雙腿及脊椎，放鬆僵硬肌肉，促進全身循環，是全年齡層都適合做的伸展操。

1 坐姿貼腳

兩人在軟墊上坐挺，雙腳伸直貼平於地，兩人各抓住同一條毛巾兩端。

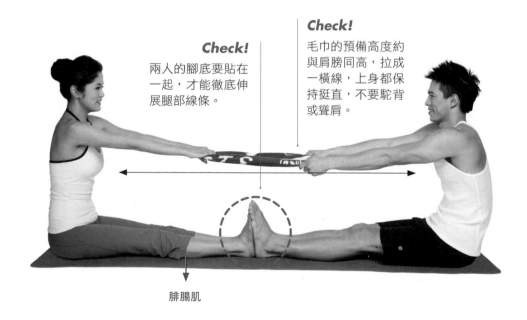

Check!
兩人的腳底要貼在一起，才能徹底伸展腿部線條。

Check!
毛巾的預備高度約與肩膀同高，拉成一橫線，上身都保持挺直，不要駝背或聳肩。

腓腸肌

注意

兩人的身高和身體柔軟度都未必相同，練習時可採折衷角度，或以毛巾長度來調節，都能達到效果和樂趣。

2 一拉一彎

一人腹部吐氣，將毛巾拉向自己，拉的人手肘可彎曲，另一人雙手伸直、身體前傾，膝蓋往下壓，腹部吸氣維持5秒，兩人同時回位。

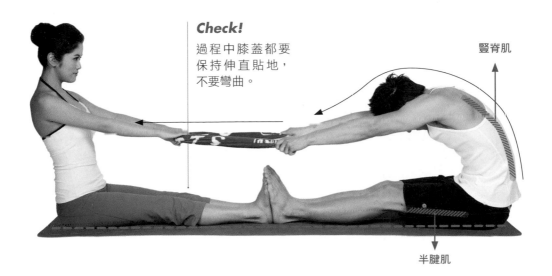

Check!

過程中膝蓋都要
保持伸直貼地，
不要彎曲。

豎脊肌

半腱肌

3 換邊練習

換另一人拉毛巾，另一人前彎，重複練習10次。

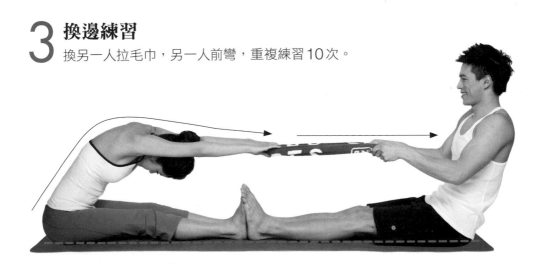

矯正不良 5 體態 美型毛巾操

不論先天、後天、惡化中的，針對 5 大不良體態，
拉筋毛巾操幫你找回完美身形。

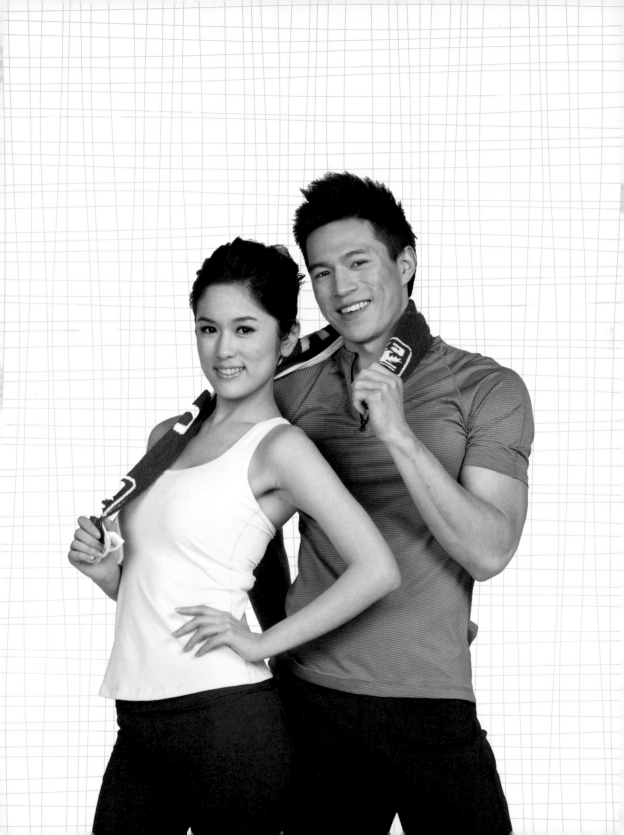

5大不良體態恐引起病變

身體歪斜是病痛、肥胖的元兇

想想看，你是否習慣撐著頭想事情？打電腦時全身會不自覺往前傾？等車總是站三七步？鞋底有一側磨損特別嚴重？穿高跟鞋會腰痠卻還是硬穿？……

據統計，最困擾國人的「5大不良體態」為脊椎側彎、駝背、骨盆歪斜、X型腿、O型腿；而不良生活習慣的摧殘，是最直接的殺手，不能用「天生遺傳」來矇蔽。身體長期處在不當的姿勢下，「變形變醜」只會日益惡化，其影響不僅止於筋骨系統，更會導致全身病痛、脂肪囤積等骨牌效應。

首先來看支持良好體態的大將──骨骼，它以骨盆為軸心，脊椎為支撐上半身的樑柱；骨盆由薦骨、尾骨、髖骨構成，是連結上半身、支撐下半身的地基。錯誤的姿勢會對骨盆和脊椎過度施壓，造成歪斜，會長期肌肉痠痛、身材走樣，連內臟都受到壓迫。

研究也發現，喜歡翹腳的女性會骨盆扭曲，長期腰痠背痛；嚴重的會臀部一高一低、功能性長短腳、性行為和生孕不順等。

肌力衰弱身體會不協調，熟女更嚴重

身體任何一部分出現歪斜、變形，會因為肌肉的使用量、受壓力集中在某一邊，讓一邊肌肉變硬，另一邊肌肉逐漸衰弱，導致血液循環不良而發生病痛。例如，電腦族常忍著脖子僵硬痠痛不管，血液循環到不了腦部，很可能會缺氧暈眩、中風。

肌肉和骨骼的相輔相成，才能支撐我們全身的重量；但肌肉隨著年齡而衰弱，人到了50歲，肌肉量快速遞減，男性減少1/3，女性減少1/2。此外，長期缺乏運動、肥胖也會讓肌力變弱、關節磨損，有將近70%肥胖者、中老年人都有膝關節問題。因此，想預防、改善體態歪斜的健康危機，首先要提升肌力。好比膝關節疼痛者，應加強大腿前側肌力；想矯正O型腿，則要增強大腿內側肌肉。

所幸經實例驗證，持續做伸展體操像「拉筋毛巾操」，緩慢、深層地刺激肌肉群，既能維持肌肉群平衡、骨骼定位，又適合各個年齡層。以下就透過自我檢測「5大不良體態」，從生活中觀察身體的歪斜程度，並提出5個有矯正作用的「美型毛巾操」。

人體脊椎骨盆位置圖

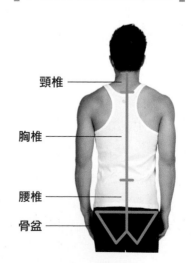

- 頸椎
- 胸椎
- 腰椎
- 骨盆

自我檢測 從生活觀察身體歪斜程度

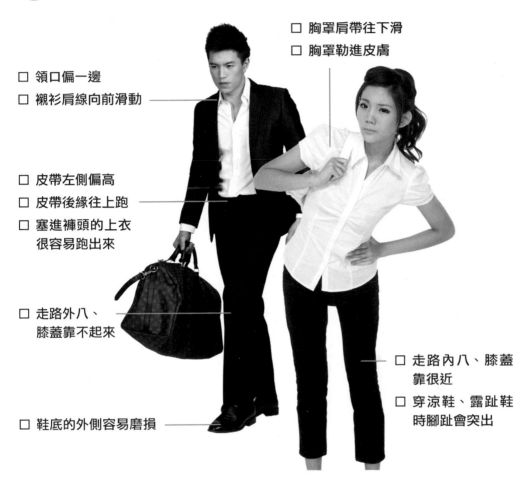

☐ 胸罩肩帶往下滑
☐ 胸罩勒進皮膚

☐ 領口偏一邊
☐ 襯衫肩線向前滑動

☐ 皮帶左側偏高
☐ 皮帶後緣往上跑
☐ 塞進褲頭的上衣
　很容易跑出來

☐ 走路外八、
　膝蓋靠不起來

☐ 鞋底的外側容易磨損

☐ 走路內八、膝蓋
　靠很近
☐ 穿涼鞋、露趾鞋
　時腳趾會突出

➡ 分析你屬於哪種歪斜情況

❶ 領口偏一邊／胸罩肩帶往下滑／皮帶左側偏高 ⟷ [脊椎側彎]

❷ 塞進褲頭的上衣很容易跑出來 ⟷ [骨盆歪斜]

❸ 襯衫肩線向前滑動／胸罩勒進皮膚／穿涼鞋、露趾鞋時腳趾會突出 ⟷ [駝背]

❹ 走路內八、膝蓋靠很近 ⟷ [X型腿]

❺ 鞋底的外側容易磨損／走路外八、膝蓋靠不起來 ⟷ [O型腿]

(自我檢測) 脊椎側彎居家檢查

脊椎側彎有2種：C型側彎、S型側彎

　　正常脊椎由背面看應成直線，如有向左、向右成「C」型或「S」型彎曲，則稱為脊椎側彎。除了體態外觀上的問題，關節在長期受力不均之下，多半衍生成退化性關節炎，如果側彎度數過大，甚至影響心肺功能、對腹腔增壓，不利婦女懷胎時的支撐力；患者也多有腰痠背痛的宿疾。

　　國人脊椎側彎的發生率為2%～5%。單純「C型側彎」很容易解決，利用毛巾操伸展就可以矯正，治本還是在改正生活習慣。「S型側彎」乃因胸椎被變形的肋骨卡住，須長期在專業復健師指導下，同時矯正腰椎、胸椎，讓胸椎隨腰椎歸位。

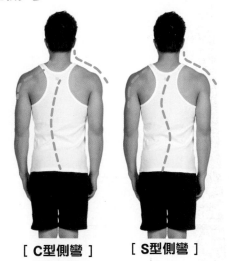

[C型側彎]　　[S型側彎]

脊椎側彎自我檢測3方法

以下符合項目愈多，得脊椎側彎的機率愈高。
➡ 速翻P90「脊椎矯正伸展操」

1. 脊椎側彎自我評量表
☐ 長期姿勢不正，如駝背、垂肩？
☐ 有腰痠背痛症狀 ？
☐ 家族有脊椎側彎病史？
☐ 家族有肌肉、神經元發症病史？
☐ 家族有先天骨骼異常病史？
☐ 體型不容易找到合身衣服？
☐ 彎腰時單側肩胛骨隆起？
☐ 身體左右不對稱？

2. 鏡子或拍照目視法
☐ 雙肩是否高低不一？
☐ 肩胛骨是否隆起？
☐ 腰際是否高低不一？
☐ 臀部是否傾斜？

3. 亞當氏檢查 Adam's Test
亞當氏檢查，是讓患者雙腿打直，向前彎腰呈90度鞠躬，檢查背部是否呈左右高低，或明顯肩胛骨隆起，此為脊椎側彎而旋轉或推擠胸肋骨所致。

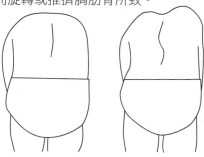

[亞當氏檢查]

好書出版‧精銳盡出

台灣廣廈國際出版集團
Taiwan Mansion International Group

BOOK GUIDE

2024 生活情報‧春季號 01

知‧識‧力‧量‧大

台灣廣廈　瑞麗美人　蘋果屋 APPLE HOUSE

紙印良品　美藝學苑

* 書籍定價以書本封底條碼為準

地址：中和區中山路2段359巷7號2樓
電話：02-2225-5777*310；105
傳真：02-2225-8052
E-mail：TaiwanMansion@booknews.com.tw
總代理：知遠文化事業有限公司
郵政劃撥：18788328
戶名：台灣廣廈有聲圖書有限公司

瘋美食‧玩廚房‧品滋味‧樂生活　尋找專屬自己的味覺所在

流行事‧夯話題‧追時尚‧探心理　打造理想中的魅力自我

自癒力‧享健康‧不老化‧遠疾病　天天打造驚人的自癒奇蹟

樂育兒‧好教養‧綠手指‧養寵物　日常生活中的幸福時光

知識力‧輕科普‧玩耍力‧快收納　創造屬於自己的美好生活

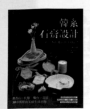

韓系石膏設計
第一本石膏創作全技法！
擴香石×托盤×燭台×花器，
30款簡單的美感生活小物
作者／楊語蕎　定價／499元　出版社／蘋果屋

韓國超人氣課程，不藏私公開！用石膏粉輕鬆模擬大理石、水磨石、奶油霜，做出30種時尚到復古的超質感設計！

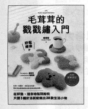

毛茸茸的戳戳繡入門
紓壓療癒！從杯墊、迷你地毯到抱枕，
只要3種針法就能做出28款生活小物
（內附圖案紙型）
作者／權禮智　定價／520元　出版社／蘋果屋

第一本戳戳繡（Punch Needle Embroidery）技法入門書！神祕黑貓迷你地毯、軟綿綿雲朵鏡框、蝴蝶拼色杯墊……只需一支戳針、一球毛線，反覆戳刺就能完成好看又實用的家飾品。

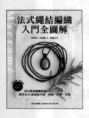

法式繩結編織入門全圖解
用8種基礎繩結聯合原石、串珠，
設計出21款風格手環、戒指、項鍊、耳環
（附QR碼教學影片）
作者／金高恩　定價／550元　出版社／蘋果屋

韓國編織達人的繩結技巧大公開！全步驟定格拆解＋實作示範影片，以平結、斜捲結、輪結等8種基礎結法，做出風格各異、俐落百搭的項鍊、戒指、手環飾品。

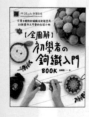

【全圖解】初學者の鉤織入門BOOK
只要9種鉤針編織法就能完成
23款實用又可愛的生活小物（附QR code教學影片）
作者／金倫廷　定價／450元　出版社／蘋果屋

韓國各大企業、百貨、手作刊物競相邀約開課與合作，被稱為「鉤織老師們的老師」、人氣NO.1的露西老師，集結多年豐富教學經驗，以初學者角度設計的鉤織基礎書，讓你一邊學習編織技巧，一邊就做出可愛又實用的風格小物！

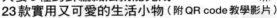

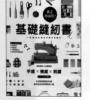

真正用得到！基礎縫紉書
手縫×機縫×刺繡一次學會
在家就能修改衣褲、製作托特包等風格小物
作者／羽田美香、加藤優香　定價／380元　出版社／蘋果屋

專為初學者設計，帶你從零開始熟習材料、打好基礎到精通活用！自己完成各式生活衣物縫補、手作出獨特布料小物。

專業測量法：度數儀

確切的脊椎側彎嚴重性，還是須由專業醫師以「度數儀」檢測、了解背景，再給予療方。

側彎依度數有其分級如右表。一般來說，10度以內臨床上只視為「脊椎不正」；10度以上才視為側彎。

★摘自：中華民國脊椎側彎病友協會

0～10度	視為脊椎不正。
10～20度	男女比例差不多。 75%會進步（減少彎度），或不會惡化。 以較保守、非侵略性方式治療。 脊椎關節手法矯正。 物理治療。 運動治療。 矯治其他病源，如長短腳等。 每6個月X光追蹤檢查。
20～40度	女生比男生多10倍，尤其30度以上案例。 惡化機會較輕度側彎大。 保守治療：脊椎關節矯正、物理治療、運動治療。 需每4個月X光定期監控。 如有惡化傾向，須以保守治療，配合穿戴背架。
40度以上	40度是臨界點，容易急速惡化。 40～60度間會嚴重壓縮胸腔、擠壓心肺等。 45歲後心肺功能顯著下降，平均壽命少於正常人10年。 須手術矯正，約85%是女性。 超過75度側彎不但手術風險極高，矯正率也減低約50%。 須考量患者是否已完成發育，以免過早手術奪去發育機會。

（自我檢測）駝背居家檢查

70%受訪者自覺駝背，胸椎後彎20～40度為正常

駝背是國人最常見的不良姿勢。據調查，有70%的受訪者都認為自己有駝背傾向。事實上，從人體側面觀察脊椎有微彎，這些彎曲可以適度平衡身體重心，吸收人體活動時所產生的震盪，減輕衝擊。

正常情況時，胸椎向後彎曲的角度是在20度～40度，如果後彎曲度超過50度，就會看出明顯的駝背現象，不僅破壞體態美感，腰腹容易囤積脂肪，尤其會壓迫胸肺胃腸等臟器機能。

駝背自我檢測方法：靠牆量脖子距離 ➡ 速翻P92「提腳挺背操」

有一個簡單的方法可以測量自己是否駝背，找一面牆，背部貼在牆上站定，兩眼自然平視前方，請另一人幫忙測量「脖子後緣最凹處，與牆面之間的距離」，正常應該在6公分左右，如果超過10公分，就是明顯駝背了。

骨盆歪斜居家檢查

（自我檢測）

骨盆歪斜扭曲有3種，嚴重的妨害走路和生孕

　　骨盆是人體重要的支撐點，骨盆歪斜會造成腰部疼痛、下半身容易水腫肥胖，甚至影響到走路、女性經痛、生孕能力等問題。若能強化骨盆周圍的肌肉群，讓骨盆矯正、保持在對的位置，就能降低罹患這些恐怖病症的機率，也能舒緩當下的不適、提高自癒力。

　　骨盆歪斜扭曲的狀況，依位置不同，分為骨盆前傾、骨盆後傾、骨盆上下歪斜三種情況：

骨盆前傾 ➡ 腰痛、貧血，愛穿高跟鞋女性最要小心

　　喜歡穿高跟鞋的女性最容易有骨盆前傾的狀況，身體為了平衡，脊椎容易向前彎曲，側面看似小腹凸出。這種人重心多半放在腰部，容易產生慢性腰痛。且腰背部的肌肉長期處在緊張狀態，血液循環不佳易引起手腳冰冷、貧血等問題。

骨盆後傾 ➡ 子宮差、便秘，還常有駝背、下身胖

　　骨盆後傾的人，外觀最明顯的就是駝背、O型腿且伴隨下半身肥胖。由於骨盆向後傾斜，站立時骨盆內空間變大，內臟下垂、下腹部凸出，脂肪容易聚集在此。而且，影響子宮和腸道機能惡化，容易有生理痛、便秘等。由於骨盆血液循環不良，導致下半身容易水腫、脂肪堆積。

骨盆上下歪斜 ➡ 消化症、肥胖高危險群

　　骨盆上下歪斜是指上半身和下半身的重心沒有落在同一直線上，重心經常偏向左邊或右邊，對內臟和腸胃都有壓迫的負擔，常有消化不良、胃凸等。因為左右兩邊肌肉用力不同，脂肪容易堆積在重心的單一邊。

骨盆歪斜自我檢測3方法 ➡ 速翻P94「扭轉骨盆操」

1.鏡中觀察法
鏡子前站挺，雙手垂放、手掌貼大腿，觀察骨盆兩側和兩手距離是否不同。

2.平躺看長短腳
平躺雙腳伸直，另一人握雙腳腳踝，觀察長短腳是否明顯，喜歡翹腳者尤其小心。

3.臥躺看臀部高低
臥躺雙腳伸直，請另一人觀察臀部是否一高一低，尤其常穿高跟鞋、坐姿不良者。

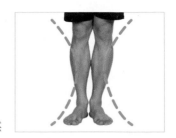

自我檢測 X 型腿居家檢查

容易造成下半身水腫肥胖，易跌倒受傷

「X型腿」是指走路時膝蓋容易碰撞，而兩小腿自然就會張開；行走間不注意平衡的話，容易跌倒受傷。最常見於走路內八、下半身肥胖的人。

X型腿看似沒有大礙，其實它會對膝蓋內側產生負擔，造成下半身血液不流通，下肢容易水腫、囤積脂肪。

▌X型腿自我檢測方法：45度測量法 ▌ ➡ 速翻P96「腳底夾毛巾操」

雙腳併攏站立，腳尖打開45度後，再持續張開，若雙腿膝蓋內側還是緊貼，則為X型腿。

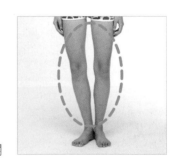

自我檢測 O 型腿居家檢查

多數長期走路外八，大多屁股寬扁

O型腿的形成原因，最主要是長期以外八姿勢走路，行走時都藉著大腿外側的力量，而骨盆為了平衡，股關節就會向外擴張。

因此，O型腿的人大多有臀型寬扁、大小腿外側脂肪較多、壯碩的現象；穿著因腿型不優會扣分；檢查鞋子常有兩邊外緣嚴重磨損，修補不易或汰換頻繁的困擾。

▌O型腿自我檢測2方法 ▌ ➡ 速翻P98「膝蓋壓毛巾操」

1.站立放鬆法

雙腿站立併攏，再完全放鬆，如果兩個膝關節不能併攏，就是有O型腿。

2.檢查鞋底

檢查平底鞋鞋底最準，外緣磨損若特別嚴重，即為O型腿，多為男性。

脊椎矯正伸展

▶ 建議次數：每次伸展維持10秒，左右交替各10次。

▶ 強健筋肉：腹橫肌、腹外斜肌、腹內斜肌、腰方肌。

改善脊椎側彎，纖瘦腰部曲線

以毛巾操伸展到腰部側面筋肉，有效矯正脊椎歪斜症狀，幫助脊椎回到正確位置，同時雕塑了腰部曲線。

1 站定平舉

雙腳與肩同寬站定，兩手距離一個拳頭寬，握住毛巾中段，平舉與肩同高。

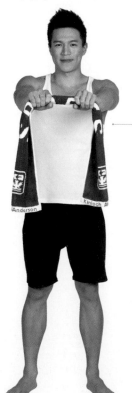

Check!

兩手間距一個拳頭，接下來側彎時可同時伸展手臂內側筋肉。

2 向上伸展

將毛巾上舉，雙手伸直向上延伸，深吸一口氣。

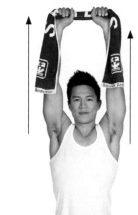

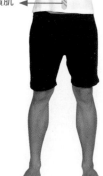

腹橫肌

Check!

雙手上伸時，配合腹式呼吸法，吸氣時腹部自然鼓起。

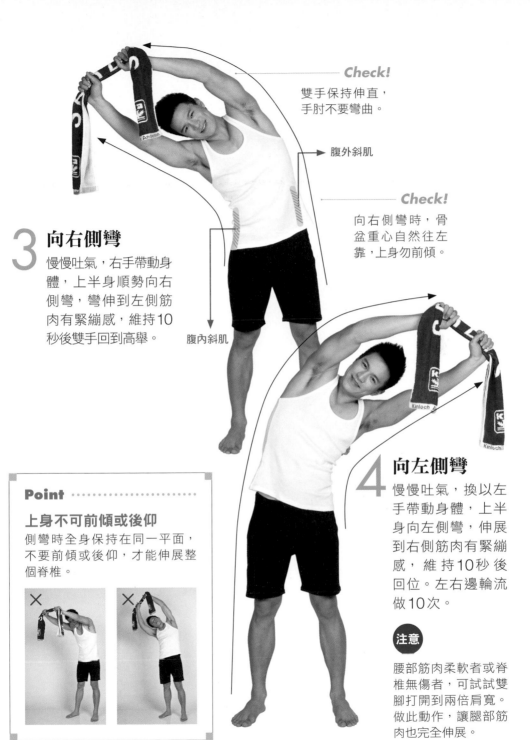

Check!

雙手保持伸直，
手肘不要彎曲。

→ 腹外斜肌

Check!

向右側彎時，骨
盆重心自然往左
靠，上身勿前傾。

3 向右側彎

慢慢吐氣，右手帶動身
體，上半身順勢向右
側彎，彎伸到左側筋
肉有緊繃感，維持10
秒後雙手回到高舉。

腹內斜肌

4 向左側彎

慢慢吐氣，換以左
手帶動身體，上半
身向左側彎，伸展
到右側筋肉有緊繃
感，維持10秒後
回位。左右邊輪流
做10次。

注意

腰部筋肉柔軟者或脊
椎無傷者，可試試雙
腳打開到兩倍肩寬。
做此動作，讓腿部筋
肉也完全伸展。

Point

上身不可前傾或後仰

側彎時全身保持在同一平面，
不要前傾或後仰，才能伸展整
個脊椎。

91

提腳挺背

▶ 建議次數：每次伸展維持10秒，左右各10次。
▶ 強健筋肉：豎脊肌、腰方肌、脛前肌、股直肌。

改善駝背，預防膝痛，修長身形

此動作能感受肩胛骨被擠壓，矯正長期前傾駝背姿勢，並伸展到大腿前側肌肉，而活化膝關節，有效預防膝痛。

1 站立預備

雙腳併攏後站立，毛巾先繞到右腳腳踝後方。

2 勾住右腳

雙手從身後握住毛巾兩端，毛巾勾住右腳，全身挺直。

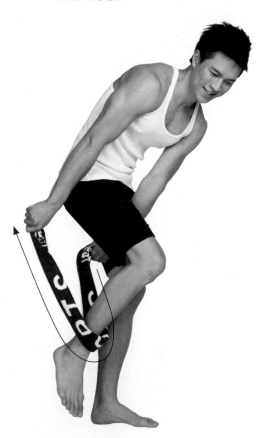

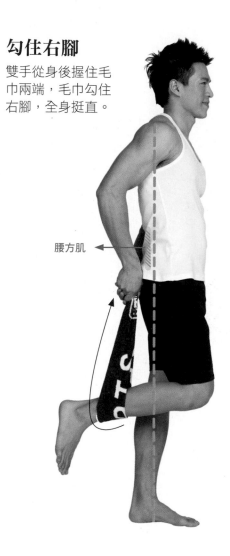

腰方肌

3 拉高貼近臀部

腹部吸氣,雙手拉毛巾把小腿抬高、靠近臀部,維持10秒;吐氣,腳慢慢放下。換腳練習,左右邊各10次。

注意

此動作須兼具平衡,平衡感不佳者,可以一手握住毛巾,一手扶住牆壁或椅子,以免跌倒。

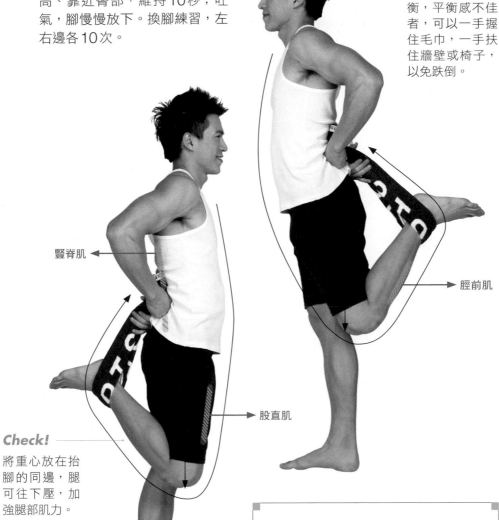

豎脊肌

脛前肌

股直肌

Check!

將重心放在抬腳的同邊,腿可往下壓,加強腿部肌力。

Point ⋯⋯⋯⋯

膝蓋不可分開

膝蓋要避免朝側邊分開,容易重心不穩而跌倒受傷。

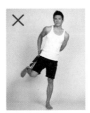

93

扭轉骨盆

▶ 建議次數：每次伸展維持10秒，左右各10次。

▶ 強健筋肉：臀大肌、股直肌、股中間肌、股外側肌、股內側肌、髂腰肌、腰方肌。

調整骨盆，矯正歪斜身軀

　　能強化骨盆周圍肌肉，就能讓骨盆回歸正位，既能改善腰部痠痛，活絡下半身，對瘦腹和生殖系統也有益。

1 平躺彎膝

躺在軟墊上，雙腳先併攏前伸，再將膝蓋彎90度，把摺好的毛巾夾在膝蓋中間，掌心向下貼於身體兩側。

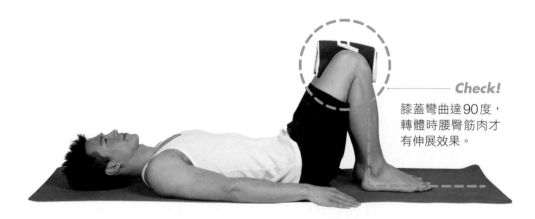

Check!

膝蓋彎曲達90度，轉體時腰臀筋肉才有伸展效果。

Point

膝蓋彎曲幅度不可過小

做動作時，膝蓋要盡量彎到90度，太平則效果會降低，也會增加腰部負擔。

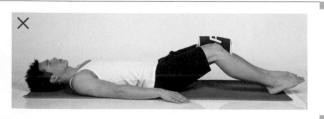

2 向右轉體

腹部吸氣，雙腿慢慢向右側壓地，臀部貼地；吐氣時維持10秒，再慢慢回到原位。

Check!

上半身不可離地，盡量以腰臀的力量扭轉到貼地。

Check!

轉體時膝蓋要保持併攏，避免毛巾掉落。

髂腰肌

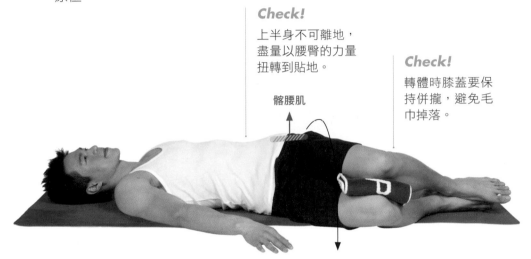

3 向左轉體

再吸氣，雙腿換向左側壓地，吐氣時維持10秒，再慢慢回位。左右邊輪流各做10次。

腰方肌

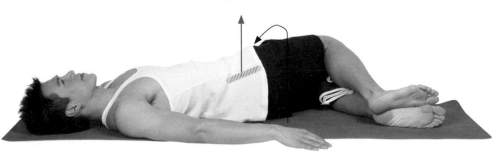

腳底夾毛巾

▶ 建議次數：每次伸展維持10秒，重複10次。
▶ 強健筋肉：內收長肌、臀大肌、髂脛束。

避免X型腿跌傷，消除水腫

　　X型腿的人平衡感不佳，容易跌倒受傷；此動作能強化大腿筋肉，美化臀型，讓大腿肌、臀肌更緊實。

1 平趴夾毛巾

趴在軟墊上，彎曲膝蓋將小腿抬起，將摺成塊狀的毛巾放在兩腳底板中夾緊。

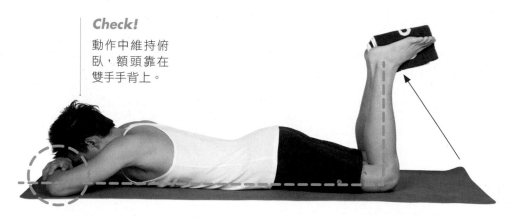

Check!
動作中維持俯臥，額頭靠在雙手手背上。

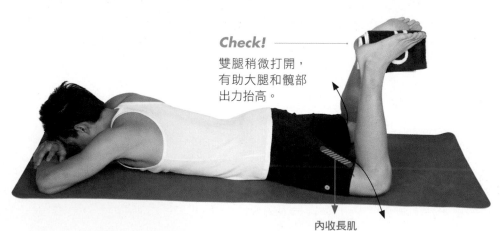

Check!
雙腿稍微打開，有助大腿和髖部出力抬高。

內收長肌

2 抬腿10秒

慢慢吸氣,將大腿到臀部抬起,雙腿向上延伸。
邊吐氣維持10秒,再放下,重複10次。

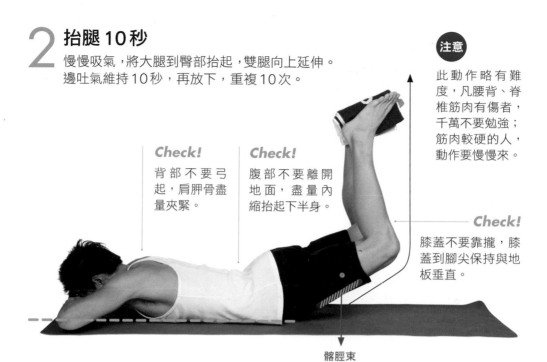

注意

此動作略有難度,凡腰背、脊椎筋肉有傷者,千萬不要勉強;筋肉較硬的人,動作要慢慢來。

Check!
背部不要弓起,肩胛骨盡量夾緊。

Check!
腹部不要離開地面,盡量內縮抬起下半身。

Check!
膝蓋不要靠攏,膝蓋到腳尖保持與地板垂直。

髂脛束

Point ······

不可過度彎曲膝蓋

膝蓋如果過度彎曲,會無法活動到大腿、腹肌和臀肌;小腿要向上抬高,盡量和地面垂直。

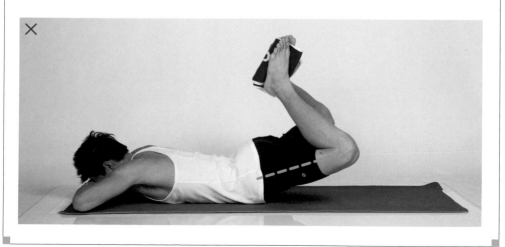

膝蓋壓毛巾

▶ 建議次數：左右各10次。
▶ 強健筋肉：股直肌、股內側肌、股外側肌。

矯正O型腿，改善蘿蔔腿

坐著也能矯正O型腿，只要鍛鍊膝蓋周圍和大腿內側肌力，兩膝蓋就能閉合，還能美化小腿肚。

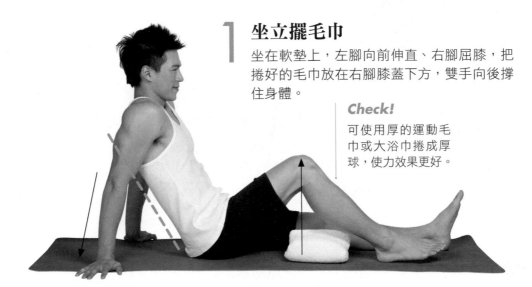

1 坐立擺毛巾

坐在軟墊上，左腳向前伸直、右腳屈膝，把捲好的毛巾放在右腳膝蓋下方，雙手向後撐住身體。

Check!

可使用厚的運動毛巾或大浴巾捲成厚球，使力效果更好。

Point ....

雙腿要併攏
做此動作時，雙腿要盡量併攏，才能修飾到大腿內側的筋肉。

不可駝背
要抬頭挺胸，才能達到腿部出力、矯正腿型，並舒緩背部筋肉痠痛。

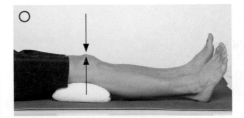

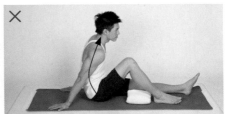

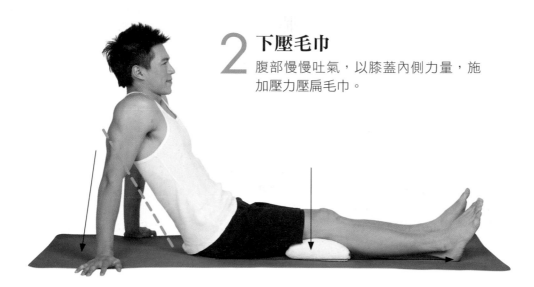

2 下壓毛巾

腹部慢慢吐氣,以膝蓋內側力量,施加壓力壓扁毛巾。

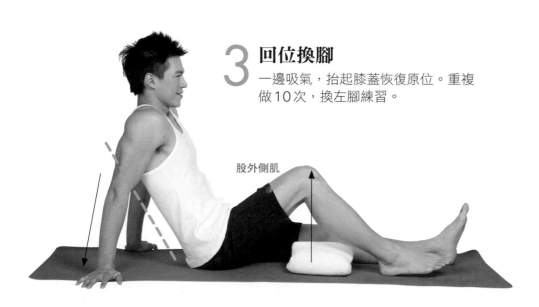

3 回位換腳

一邊吸氣,抬起膝蓋恢復原位。重複做 10 次,換左腳練習。

股外側肌

解決3大常見痠痛舒緩毛巾操

即刻舒緩3大痠痛症狀，修護痛症部位，
重新打造你的身體防護罩，不再這裡痠那裡痛。

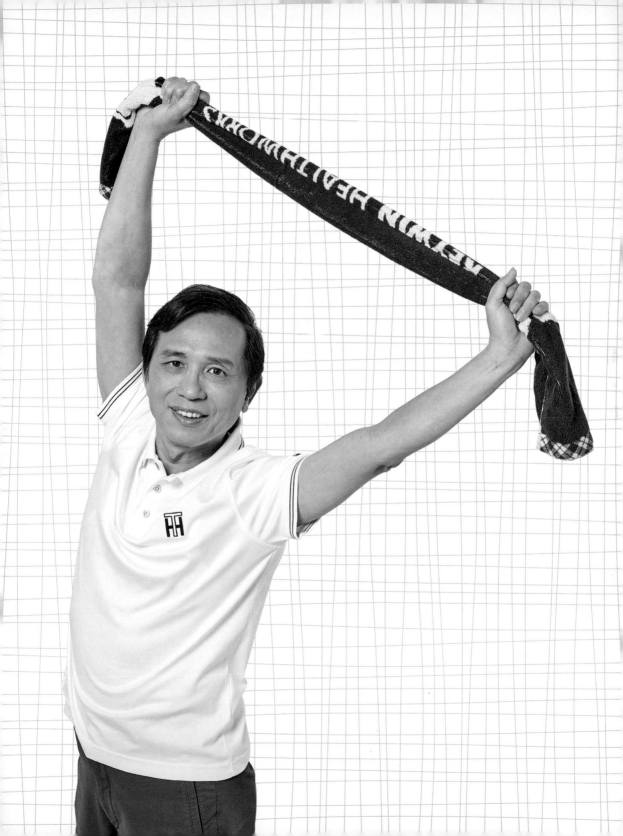

不可輕忽的3大常見痠痛部位

　　上班常覺得肩頸痠痛、手臂痠麻無力？最近做家事、帶小孩時，開始感到腰痠背痛，而且好一陣子了？注意！別小看這些痠痛症狀，長期下來很可能會導致嚴重的後遺症！

為什麼會痠痛？缺乏運動是現代人的普遍病源！

　　造成痠痛的原因很多，最常見的如前章所說的「姿勢不良」即是一種，另外還包括「身體老化」和「缺乏運動」兩種。老化是自然現象較難避免，因此暫且不提，但如果缺乏運動，很容易造成筋肉萎縮、硬化，讓筋肉的柔軟度、強度、耐力，甚至連帶可能使關節的靈活度也隨之下降，進而導致筋肉發炎，失去原有的支撐和保護功能，產生各種痠痛。

　　雖然許多人會藉由打針、吃藥、熱敷、電療、針灸或按摩等方法緩解痠痛，但其實效果仍是有限。唯有透過運動，才能達到消除痠痛，甚至是預防痠痛的效果，而且還能減緩身體老化的速度。

小心！對痠痛置之不理，身體機能會逐漸惡化！

　　無論是姿勢不正確、運動不足或過於疲累，都有可能導致痠痛或炎症。痠痛症狀若不處理，長期下來將會加速肌肉的纖維化，並使肌肉產生過多的乳酸，讓痠痛感愈來愈嚴重，甚至引發其他部位的不適。輕則可能肌肉發炎，重則造成骨骼或神經系統的問題，所以千萬不可輕忽。例如：頸部痠痛若長期不予理會，會開始有手臂疼痛、痠麻、無力等症狀，若再嚴重一點，甚至導致四肢無力、大小便失禁，因此不可不慎。

　　那麼，這些痠痛症狀到底該如何根治或預防呢？關鍵就在：透過運動來伸展、放鬆筋肉。熱敷、推拿或按摩雖然都是有效的方法，但這些都是暫時緩解疼痛而已，效果不易持久。藉由運動，才可有效增加肌肉的柔軟度、強度與耐力，讓血液循環系統變好，從根源上改善腰痠背痛等痛症問題。

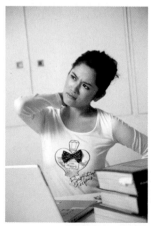

　　本章的「舒緩毛巾操」，主要就是針對國人最常見的痠痛部位所設計出的9招對症操式，從肩頸、腰背到腿膝，幫助你有效伸展3大痠痛部位，增加筋肉的延展性和力量，一旦肌力足夠，就能減少痠痛的發生，而且也能在出力時發揮緩衝效果，避免造成痠痛部位的傷害。

▋自我檢視身體的痠痛點與對症操式 ▋

疼痛部位

肩頸

- 時常感到肩膀僵硬
- 手臂有時突然痠麻無力
- 轉頭時脖子硬梆梆的
- 手臂無法高舉

對症

上抬左右擺動 P104
後伸左右擺動 P106
雙舉左右擺動 P108
半蹲轉腰 P120

腰背

- 腰部常常發痠
- 下背部有明顯疼痛感
- 側彎時會感到腰痛
- 背部緊繃僵硬

對症

前彎回拉 P110
下彎轉身 P112
仰臥起身 P114
半蹲轉腰 P120

膝腿

- 蹲下起立的動作緩慢
- 膝蓋經常痠痛
- 關節無力
- 上下樓梯很吃力

對症

伸腿拉趾 P116
抬腿轉身 P118
半蹲轉腰 P120

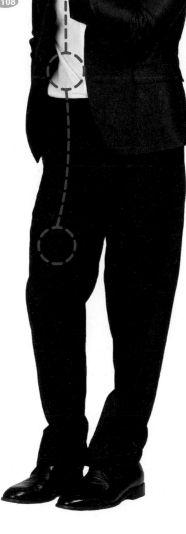

上抬左右擺動

▶ 建議次數：每次約20步，重複3次。
▶ 強健筋肉：肱二頭肌、肱三頭肌、斜肌。

解肩頸痠痛，提神消疲勞

此為行走中動作系列第1式，難度為「簡易」。此動作藉由身體向左右側彎，幫助伸展手臂、肩頸及腰部側面筋肉，可放鬆肩頸的僵硬感及舒緩痠痛，同時也能鍛鍊大腿內側肌肉。

1 高舉毛巾

雙手握住毛巾中段，垂直向上舉，上身挺直。

2 輕鬆步行

依平日步行方式行走約10步，同時調整呼吸。

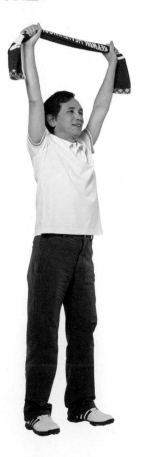

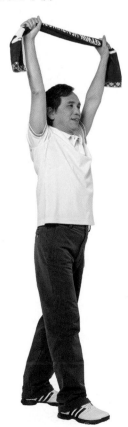

3 向右側彎

步伐加大，雙手將毛巾拉緊；右腳
邁出時，右手帶動身體，順勢向右
側彎。

Check!

側彎時，雙手
需保持伸直，
手肘勿彎曲。

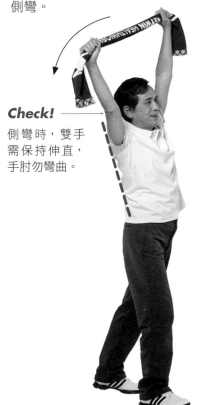

4 向左側彎

換左腳邁出，左手帶動身體，順
勢向左側彎。左右交替各5次。

肱三頭肌

注意

身體彎曲時請不要
憋氣，保持自然的
呼吸就好，掌握用
力時吐氣的原則，
再依自己步伐的快
慢調整換氣。

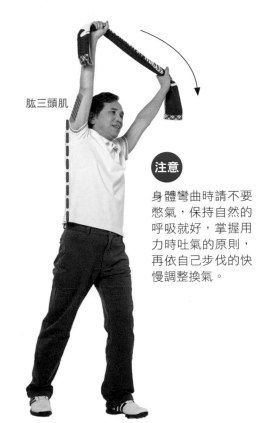

Point ·············

上身不往前後傾斜

上身不可前傾或後仰，側
彎時全身要保持在同一平
面，才能有效伸展筋肉。

✕ 前傾

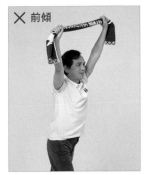

✕ 後仰

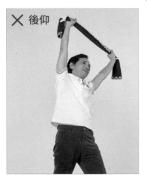

後伸左右擺動

▶ **建議次數**：每次約20步，重複3次。
▶ **強健筋肉**：肱二頭肌、肱三頭肌、三角肌、
小圓肌、大圓肌。

治手臂痠麻無力，活絡肩關節

此為行走中動作系列第2式，難度為「適中」。此動作透過手臂於背後拉伸，可伸展手臂和肩頸筋肉，尤其能改善「蝴蝶袖」；由於是行走中動作，因此也能強化腿部肌群。

1 雙手後伸

上身挺直，雙手在背後握住毛巾約1.5倍肩寬，並稍往上提，手臂與上身約呈45度角。

2 輕鬆步行

依平日步行方式行走約10步，同時調整呼吸。

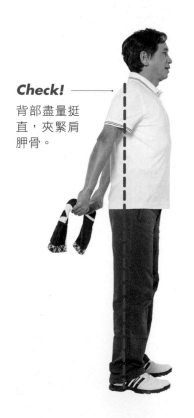

Check!
背部盡量挺直，夾緊肩胛骨。

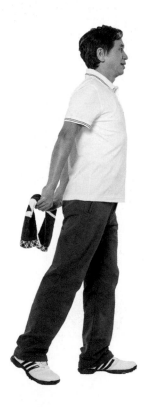

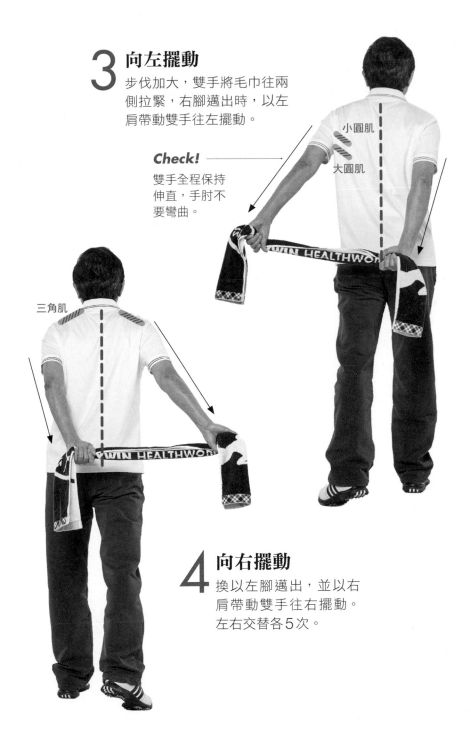

3 向左擺動

步伐加大，雙手將毛巾往兩
側拉緊，右腳邁出時，以左
肩帶動雙手往左擺動。

Check! ———————

雙手全程保持
伸直，手肘不
要彎曲。

小圓肌

大圓肌

三角肌

4 向右擺動

換以左腳邁出，並以右
肩帶動雙手往右擺動。
左右交替各5次。

雙舉左右擺動

▶ 建議次數：每次約20步，重複3次。
▶ 強健筋肉：斜方肌、肱二頭肌、肱三頭肌、三角肌。

── 解除深層肩頸僵硬 ──

　　此為行走中動作系列第3式，難度為「困難」。此動作藉由將毛巾下拉，可振動肩頸筋肉及穴位，舒緩肩頸和手臂痠痛，並加強背部血液循環。還能伸展腹部及腿部肌肉群，消除贅肉，增強腿部肌力。

1 後舉毛巾
雙手抓住毛巾兩端，放在頸部後方，與肩平行。

2 輕鬆步行
依平日步行方式行走約10步，同時調整呼吸。

Check!
注意毛巾勿碰觸到頸部。

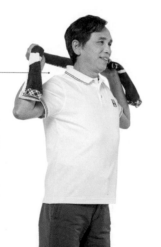

Check!
毛巾握距至少與肩同寬，肩部較柔軟者可握寬些。兩手若距離太近，轉腰時容易受傷。

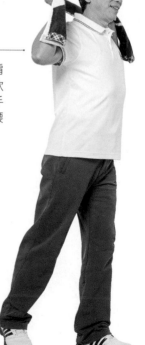

3 向右轉體

拉緊毛巾，上半身向右側轉動，轉的幅度以腰部有緊繃感為止。

Check!

頭保持直穩，不可往前傾或後仰，跟著抖動，容易造成頸部受傷。

4 向左轉體

改向左側轉動，轉至腰部有緊繃感。左右交替各5次。

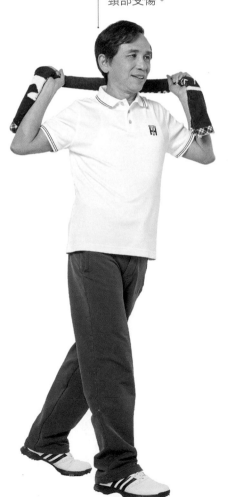

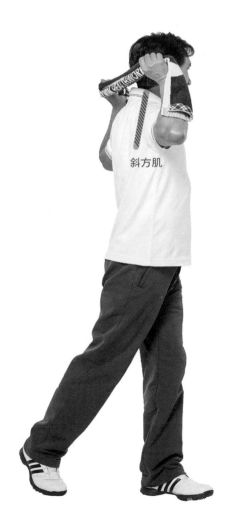

斜方肌

前彎回拉

▶ 建議次數：每次伸展維持6秒，重複10次。
▶ 強健筋肉：腹橫肌、腹外斜肌、腹內斜肌、闊背肌、腰方肌。

放鬆腰椎，紓解背部不適

　　藉由拉直全身，可以幫助緊繃的肌肉得到放鬆。也能促進血液循環、提高新陳代謝、有助心肺功能提升。練習時，請一邊感受脊椎骨的運作，並發揮腹肌的力量。

1 高舉毛巾

雙腳與肩同寬，雙手握住毛巾，垂直向上舉，背部挺直。

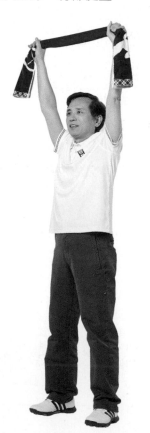

2 踮腳拉高

腹部吸氣，踮起腳尖，同時將雙手盡量向上延伸。

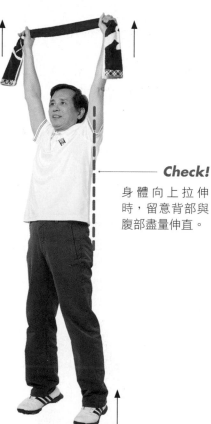

Check!

身體向上拉伸時，留意背部與腹部盡量伸直。

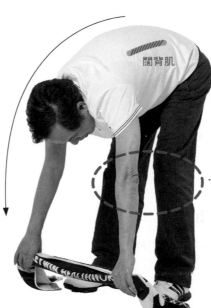

3 吐氣前彎

一邊慢慢吐氣,一邊將身體往前、往下彎,雙手跟著往下移動,盡可能讓手碰到腳尖。維持6秒。

Check!

下彎時,注意膝蓋不要彎曲。

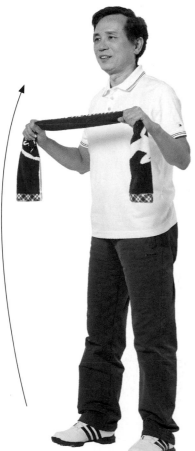

4 向上拉抬

雙手沿著雙腿,緩緩拉起身體,讓毛巾回到胸前的位置。回到步驟1,重複10次。

Point ··········

頭手同步延伸

下彎時,握住毛巾的雙手要保持伸直,並配合上半身的動作向下延伸,盡量彎到腳尖的位置。

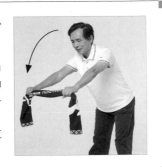

下彎轉身

▶ 建議次數：每次伸展維持10秒，左右各5次。
▶ 強健筋肉：腹外斜肌、腹內斜肌、腹橫肌、腰方肌、闊背肌。

── 強化腰腹肌力，減輕腰背負擔 ──

　　這個動作是「8字型瘦腰」的進階版。可以同時運動到腹部、腰背部、手臂以及腿部，還能活化內臟機能。透過強化腹肌力量，可以降低腰、背疼痛的發生率。

1 雙手上抬

雙腳站立略比肩寬，雙手握住毛巾兩側，向上舉至頭頂，深吸口氣。

2 向右轉體

右手在上、左手在下，吐氣時，手帶動腰部，將身體向右前方下彎轉身，維持10秒。彎下時，左手盡量拉伸至右腳掌位置。

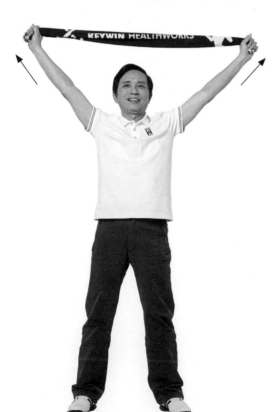

Check!
注意手臂要伸直，手肘不彎曲。

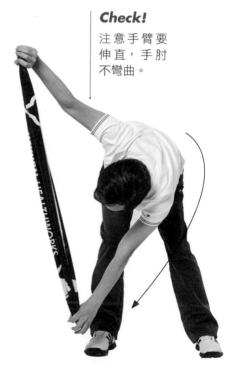

3 回到原位

一邊吸氣，一邊將身體抬起，
回到正中心，調整呼吸。

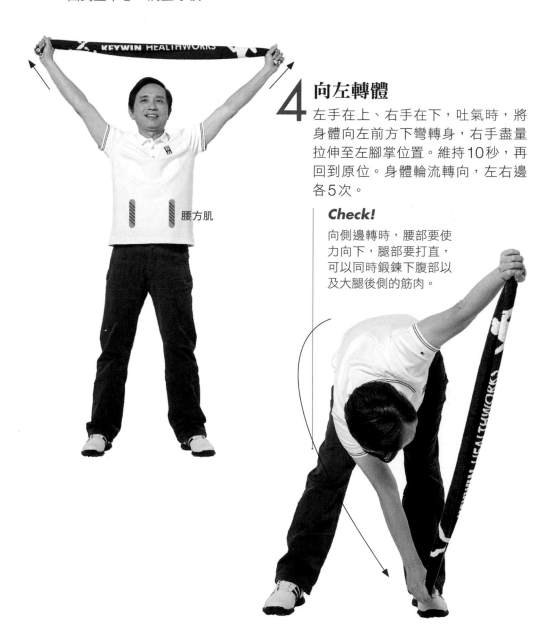

腰方肌

4 向左轉體

左手在上、右手在下，吐氣時，將
身體向左前方下彎轉身，右手盡量
拉伸至左腳掌位置。維持10秒，再
回到原位。身體輪流轉向，左右邊
各5次。

Check!

向側邊轉時，腰部要使
力向下，腿部要打直，
可以同時鍛鍊下腹部以
及大腿後側的筋肉。

113

仰臥起身

▶ **建議次數**：每次伸展維持6秒，重複10次。
▶ **強健筋肉**：腹外斜肌、腹內斜肌、腹橫肌、腰方肌、髂腰肌。

緊實腹部，解決下背疼痛

透過鍛鍊腹部肌群，可強化下背肌的肌耐力，舒緩因久坐而發生的腰痠、下背痛、腿麻等症狀。而且，藉由運動消脂，可解除因腹部脂肪重量而造成的腰痛。

1 平躺屈膝

身體仰躺在軟墊上，膝蓋立起，雙腳踏穩。雙手握住毛巾兩端，輕鬆地平放在大腿根部上，深吸口氣。

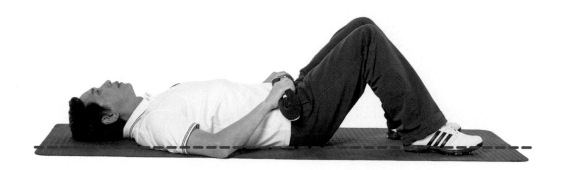

Point

雙腳踏穩

練習時，注意腳掌應該踏穩在地板上，不因身體抬起而離地。這樣才能確實達到腰部出力的作用。

2 抬起上身

慢慢吐氣縮腹，利用腹部力量抬起上身。雙手順著身體往前推，約至膝蓋位置，維持 6 秒。

Check!

挺起上半身時，速度不能太快，
以免傷到腰椎。依照自己的能力
進行即可，記得配合呼吸。

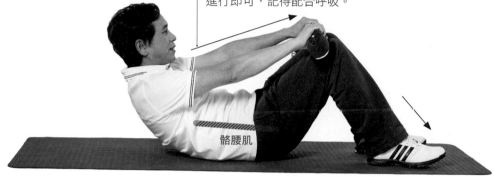

骼腰肌

3 躺回調息

吸氣時，身體往下躺回原來的位置。重複 10 次。

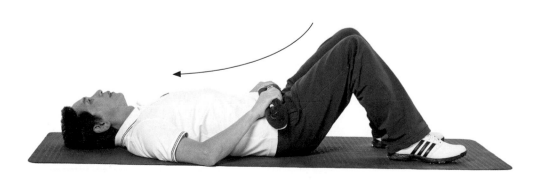

伸腿拉趾

▶ 建議次數：每次伸展維持10秒，左右各3次。
▶ 強健筋肉：股四頭肌、股薄肌、股二頭肌、半腱肌、半膜肌、腓腸肌、比目魚肌。

鍛鍊腿部肌力，減少膝蓋受傷

　　此動作透過鍛鍊大小腿後方肌群，強化膝關節及腿部肌力，並藉由腳底伸展，促進氣血運行，改善末梢神經循環，讓腳底不再冰冷。

1 坐姿預備
備好毛巾，上身挺直坐在椅子前端。

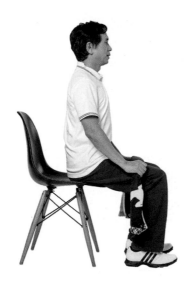

2 單腳拉巾
左腿向前伸直，毛巾套住左腳腳尖，吸氣。慢慢吐氣，雙手將毛巾往身體方向拉緊，維持10秒，重複3次。

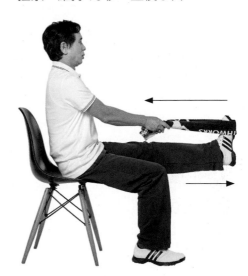

Point

1. 拉腳時，膝蓋勿彎曲，保持伸直。
2. 上身全程保持挺直，不可後仰。
3. 須依手腳長度調整毛巾，毛巾縮短一點，施力會更確實。

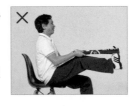
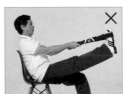

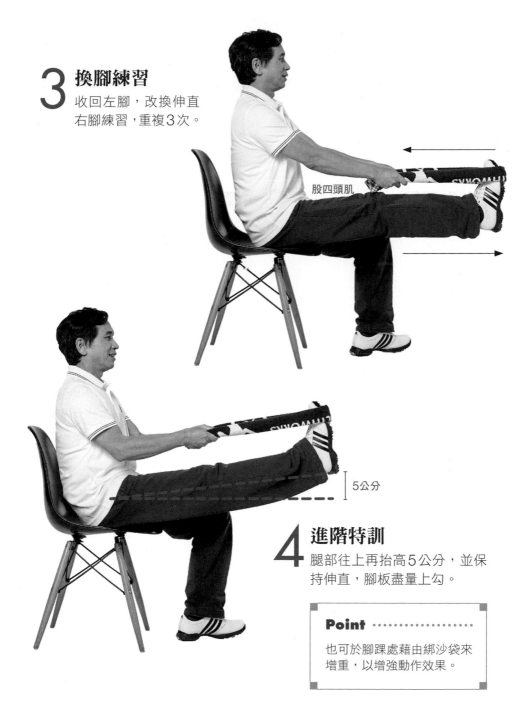

3 換腳練習

收回左腳，改換伸直
右腳練習，重複３次。

股四頭肌

5公分

4 進階特訓

腿部往上再抬高５公分，並保
持伸直，腳板盡量上勾。

Point · · · · · · · · · · · · · · ·

也可於腳踝處藉由綁沙袋來
增重，以增強動作效果。

117

抬腿轉身

▶ 建議次數：每次伸展維持10秒，左右各3次。
▶ 強健筋肉：股直肌、股二頭肌、半腱肌、半膜肌、腓腸肌、比目魚肌。

強化膝蓋，增強關節活動力

透過鍛鍊大、小腿後方肌群，強化膝關節，並藉由伸展腰側肌肉，加強腰部肌力、鍛鍊腰椎，也能按摩腹腔內臟。

1 高舉毛巾

坐在椅子的1/2處，上身挺直，雙腳打開與肩同寬。吸氣，雙手將毛巾高舉至頭頂。

2 抬舉單腿

左腿伸直，並盡量往上抬，膝蓋勿彎曲。

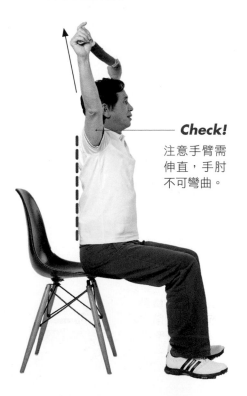

Check!
注意手臂需伸直，手肘不可彎曲。

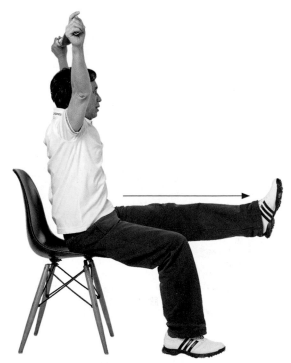

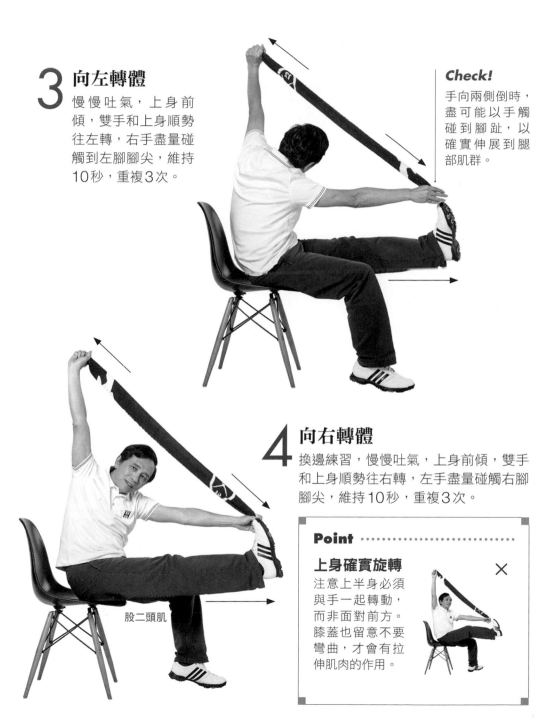

3 向左轉體

慢慢吐氣，上身前傾，雙手和上身順勢往左轉，右手盡量碰觸到左腳腳尖，維持10秒，重複3次。

Check!

手向兩側倒時，盡可能以手觸碰到腳趾，以確實伸展到腿部肌群。

股二頭肌

4 向右轉體

換邊練習，慢慢吐氣，上身前傾，雙手和上身順勢往右轉，左手盡量碰觸右腳腳尖，維持10秒，重複3次。

Point ··················

上身確實旋轉

注意上半身必須與手一起轉動，而非面對前方。膝蓋也留意不要彎曲，才會有拉伸肌肉的作用。

×

半蹲轉腰

▶ 建議次數：每次伸展維持6秒，左右各5次。

▶ 強健筋肉：三角肌、腹外斜肌、腹橫肌、腰方肌、髂腰肌、臀中肌、股內斜肌。

從肩頸、腰背到腿膝的全效鍛鍊

轉腰挺背，能強化腰部與背部肌肉；半蹲，能夠訓練大腿肌；擴胸，能幫助伸展肩頸。做這個動作時，可以鍛鍊到的部位相當廣，有益於擺脫全身大小痠痛。

1 半蹲預備

雙腳與肩同寬，膝蓋彎曲呈半蹲姿勢。雙手握住毛巾兩側，繞至頭部後方，平舉。深吸口氣準備。

2 上身右轉

腹部慢慢吐氣，腰部帶動肩部、頭部與雙手，將上半身轉至右側，維持6秒。

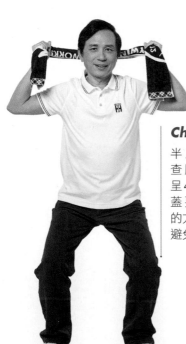

Check!

半蹲時，檢查膝蓋是否呈45度，膝蓋要朝腳尖的方向延伸，避免向內。

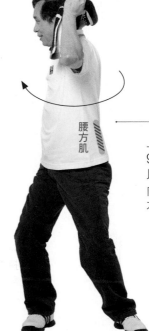

腰方肌

Check!

上半身盡量旋轉90度，留意骨盆以及膝蓋依然朝向正前方，保持不動。

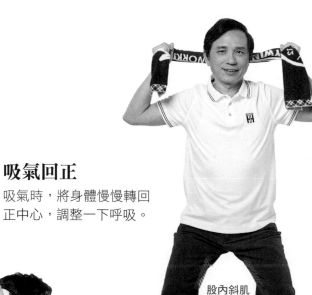

3 吸氣回正

吸氣時,將身體慢慢轉回正中心,調整一下呼吸。

股內斜肌

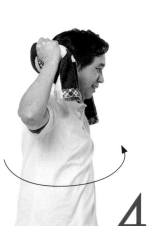

4 上身左轉

吐氣時,將上半身轉至左側,維持6秒,再回到原位。身體輪流轉向,左右邊各5次。

Point ·········

上身保持挺直

身體轉向左邊或右邊時,上半身應該維持挺直狀態,避免前傾或後仰。毛巾可以幫助身體提高穩定度,使腰部轉動幅度更大。

✕ 前傾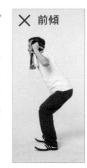

✕ 後仰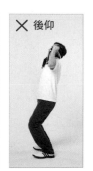

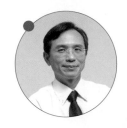

毛巾操與拉筋保健
呂醫師門診常見 Q&A

Q1 拉筋毛巾操會使肌肉變硬嗎？

A. 適當拉伸筋肉能幫助代謝，使筋肉軟化有彈性，且伸展為原本的1.5倍長。多做拉筋毛巾操不會讓肌肉變硬，反而能改善粗壯浮腫的筋肉恢復彈性，變得緊實、好氣色，更有利於雕塑美化身形。

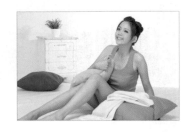

Q2 女性生理期間，可以做拉筋毛巾操嗎？

A. 女性生理期間代謝力下降，常有水腫、經痛等問題，而毛巾操是緩和但可以帶動全身血液循環的運動，例如「腹臀上抬操」（P64）可以有效舒緩經痛、導正骨盆，「套腳扭毛巾」（P74）能消腿部水腫、改善下肢冰冷。

Q3 做拉筋毛巾操是不是要拉愈用力愈有效？

A. 做伸展應該是盡量延展筋肉，而不是使勁拉扯。伸展的力道應該以自己能承受的力量為主，動作太快或太用力拉會疼痛受傷。

Q4 平常不愛運動的人，適合做拉筋毛巾操嗎？

A. 相較於其它高難度的拉筋運動，拉筋毛巾操是透過毛巾拉伸筋肉群，延展到定位點，對身體產生作用力，除了入門簡單，有舒緩功能，更能依體能漸強，選擇加強版動作完全伸展，達到排毒和健身。

Q5 可以天天做拉筋毛巾操嗎？ 拉筋的頻率及時間如何調配？

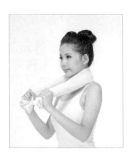

A. 天天做拉筋毛巾操20分鐘以上，最能明顯見效。尤其每天一起床做伸展操，可以保持一天活力；就寢前做，則能放鬆心情快速入眠。

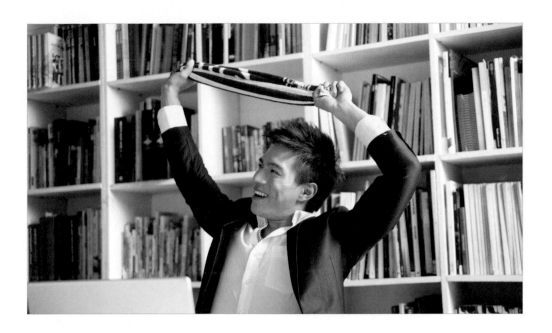

Q6 做完拉筋毛巾操會感到肌肉痠痛，還能繼續做嗎？

A. 正確做拉筋毛巾操，是舒緩痠痛的。如果在拉伸當下出現疼痛感，請不要勉強做。但如果是做完後，肌肉痠痛感慢慢浮現，表示有伸展到平常鮮少運動的部位，只要持續幾天做操，便轉為舒暢活力感。

Q7 做拉筋毛巾操過程中，如果感到身體拉不上去，也要硬拉嗎？

A. 做毛巾操最重要是順著腹式呼吸進行，要有意識、專注感受筋肉在伸展，並體會筋肉變柔軟，隨時調整伸展幅度。

Q8 腳或腰受傷的時候，能做拉筋毛巾操嗎？

A. 請先判斷舊疾程度，如只是筋骨痠痛，拉筋毛巾操能適度紓緩。或是選擇和舊傷部位明顯區隔的動作，如「手腕拉伸操」（P60）改善電腦手、媽媽手；「振動頸部操」（P56）消除肩頸痠痛，不會影響到腳和腰部。如舊傷較嚴重者，建議先看醫生進行治療後，取得復健醫囑再正確做運動。

PART 6 【應用篇】

自訂拉筋毛巾操一日計畫

你注意過嗎？生理時鐘和筋肉運作息息相關，
上班疲勞、居家保健，隨時拉一下！

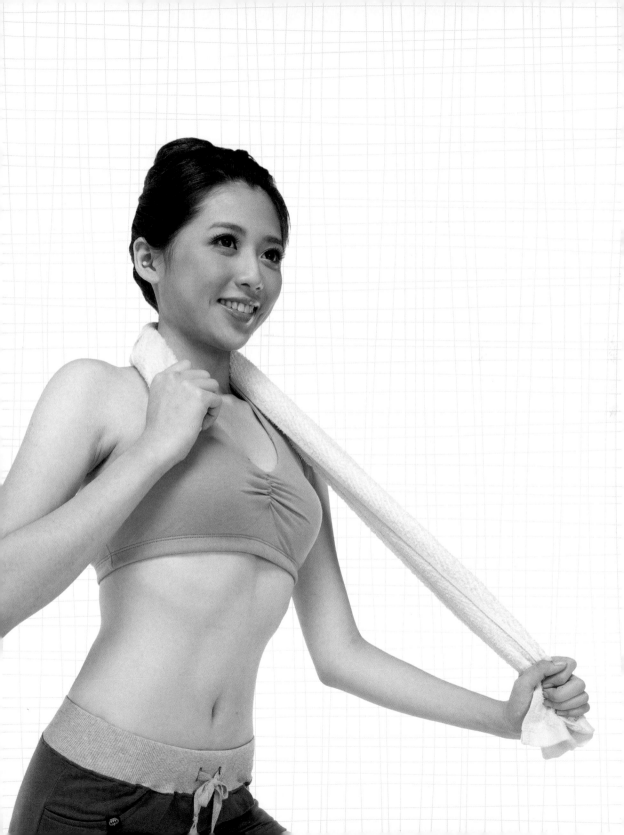

選對時段做操更有效

看過以上這麼多療癒、矯正、解痛功效為主的毛巾操動作，開始做操的同時，建議各位同步整理一下每日慣例的作息時段，讓毛巾操輕巧的融入你的生活，不用刻意每天挪出「毛巾操時間」、「毛巾操健身房」，不會對正規作息造成負擔的話，毛巾操習慣才會跟著你長長久久。

根據筋肉生理時鐘選動作，下午是健美最有效時段

前文提過（P44），和身體生理時鐘一樣，人類筋肉也有「筋肉生理時鐘」，主要在調控內分泌系統、自律神經系統，適度刺激交感神經、副交感神經達到平衡，避免讓痠痛、疾病、衰老有機可趁。

生理時鐘以25小時為一週期，約我們一天的作息；各時段中，身體筋肉都有不同的需求和特長；針對此時段選擇你需要的特效毛巾操，如鬆筋、瘦身、健美、安眠等目標，勢必效果加倍。

換句話說，萬一有努力做毛巾操卻效果緩慢的情況，你可能要改變做操時段計畫，在對的時間做那個動作，效果才會更顯著。

例如，早上下床前，先做對呼吸系統有益的操式，喚醒肺功能和全身細胞，可搭配活化四肢末梢的輕鬆操式；通勤途中，以快速舒緩四肢肩頸的動作為主，空氣不好的地方避免做深呼吸；下午4、5點是大量運動、減重的最佳時段，塑身效果加倍；晚上睡覺前，做放鬆神經和消化系統的療癒操，可提升睡眠品質。

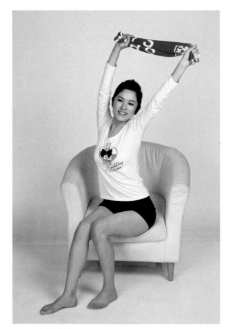

以下，我大致將一日作息分為幾個時段：起床、通勤、午休、居家、淋浴、睡前，提供各位訂定「拉筋毛巾操一日計畫」的動作參考。

★編按：請多影印幾張右頁空白表格，按階段性需求填表，彈性更新當前進行的「拉筋毛巾操一日計畫」。

寫下專屬的「拉筋毛巾操一日計畫」

★____年____月____日起

時段	作息活動	做操目標	重點操式	出處
__:__～__:__			1, 2, 3、	P_____ P_____ P_____
__:__～__:__			1, 2, 3、	P_____ P_____ P_____
__:__～__:__			1, 2, 3、	P_____ P_____ P_____
__:__～__:__			1, 2, 3、	P_____ P_____ P_____
__:__～__:__			1, 2, 3、	P_____ P_____ P_____
__:__～__:__			1, 2, 3、	P_____ P_____ P_____
__:__～__:__			1, 2, 3、	P_____ P_____ P_____

★ 填入範例：時段 → 11:00～13:00；作息活動 → 起床、開車上班、公司午休、在家運動、淋浴；做操目標 → 改善駝背、拯救腰痠、2週減重2公斤；重點操式 → 提腳挺背、扭轉骨盆、雙人拉肩；出處 → P60、P92等。

★ 詳細操式計畫參考，請見下頁起示範。

起床・晨間

06:00 ~ 08:00

喚醒<u>呼吸系統</u>、<u>末梢神經</u>動作舉例

1 雙舉後拉 P58

➡ 配合腹式深呼吸
喚醒淋巴排毒

STEP 1 盤坐預備
睡醒下床前，盤腿坐在床上，雙手握毛巾平舉與肩同高。

STEP 2 吸氣高舉
配合腹式呼吸，吸氣時雙手高舉伸直，維持5秒。

STEP 3 吐氣後拉
吐氣時，雙手下拉到肩膀高度，維持5秒。「高舉-後拉」動作重複5次。

STEP 4 挑戰後夾
後舉時手臂更下壓、肩胛骨夾緊，維持5秒，重複做5次。

2 腳趾體操 P76

➡ 活化氣血和神經
溫暖下肢

STEP 1 坐姿預備
坐在床緣或椅子上，毛巾鋪平在地上，兩腳略開踩著。

STEP 2 腳趾抓毛巾
兩腳腳趾用力張開，腳趾使力抓住毛巾5秒，重複做10次。

STEP 3 單腳特訓
如不急著出門，可左、右腳腳趾再單獨練習。

3 脊椎矯正伸展 P90

➡ 全身拉直
補救不良睡姿

STEP 1 站定平舉
雙腳與肩同寬站定，兩手近握毛巾中段，平舉。

STEP 2 向上伸展
毛巾舉高，雙手帶動全身向上伸直，深吸氣。

STEP 3 左右側彎
配合吐氣從手到腰向左右側彎，每次維持10秒。

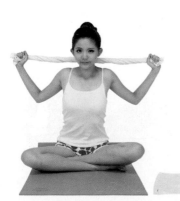

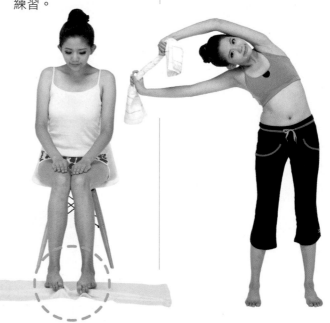

08:00 ~ 10:00

通勤開車・搭車
快速舒緩手腳肩頸、集中精神動作舉例

1 振動頸部 P56
➡ 長途開車、開會
考試族必做

STEP 1 毛巾掛脖子
坐著、站著都可做，
毛巾掛脖子，兩手各
抓一端。

STEP 2 兩手拉振
兩手同時把毛巾往下
拉10下，振動頸肩。
按摩到頸部穴位，消
除肩頸痠痛，又促進
腦部血液循環，醒腦
專心。

2 手腕拉伸 P60
➡ 機車族、電腦族
媽媽手也可做

STEP 1 勾住左手指
左手向前伸直到肩膀
高度，也可伸到側
邊，右手拉毛巾勾住
左手指。

STEP 2 拉伸左手腕
毛巾往身體方向拉到
左手腕緊繃，維持10
秒，做10次。

STEP 3 拉伸右手腕
換拉伸右手腕，每次維
持10秒，重複10次。

3 膝蓋壓毛巾 P98
➡ 改善靜脈曲張
蘿蔔腿、O型腿

STEP 1 坐姿擺毛巾
坐立時把捲好的毛巾
放在右膝蓋下，雙手
放後方撐住。

STEP 2 下壓毛巾
腹部吐氣，以膝蓋內側
肌力，使力壓扁毛巾。

STEP 3 回位換腳
吸氣時抬起膝蓋恢復原
姿，左右腳各做10次。

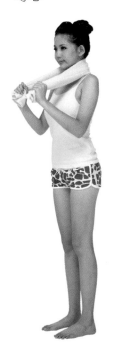

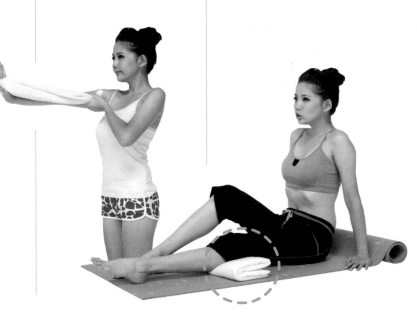

午休・下課活動

提神消疲勞、活化內臟動作舉例

1 8字型瘦腰 P66

➡ 運動腰、腹、手臂
預防脂肪囤積

STEP 1 右上左下
雙腳與肩同寬站定，兩手右上左下拉直毛巾。

STEP 2 向左轉體
深吸氣再吐氣，手帶腰部轉到左下側維持5秒。

STEP 3 左上右下
回身體中心線，手轉成左上右下，調整呼吸。

STEP 4 向右轉體
吐氣時換轉到右下側維持5秒，再回中心，做10次。

2 半蹲轉腰 P120

➡ 燃燒腰部脂肪
促進循環代謝

STEP 1 半蹲預備
雙腳與肩同寬站立，膝蓋半蹲。雙手握住毛巾兩側，繞至頭部後方，平舉。

STEP 2 上身右轉
緩吐氣，腰部帶動肩部、頭部與雙手，將上半身盡量轉至右側，維持6秒。

STEP 3 吸氣回轉
將身體慢慢轉回正中心，調整一下呼吸。身體轉向，左右邊練習各5次。

3 手臂推拉 PLUS

➡ 舒緩上身壓力
美化肩頸臂

STEP 1 坐椅子1/3處
坐定雙腿同肩寬，手握毛巾兩端在胸前平舉。

STEP 2 側轉伸臂
雙手和上身往前再左轉，右手肘放左大腿上固定。

STEP 3 左手伸到最高
左手伸直向側後方伸到最高，維持10秒。右手往反向拉，兩邊各10次。

★ 做這個動作應選用椅腳固定、高度可平放大腿的椅子，在家裡邊看電視、在公司上班或是下課時間都適合拉一下。

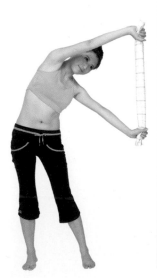

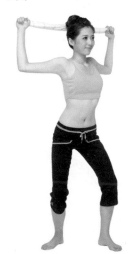

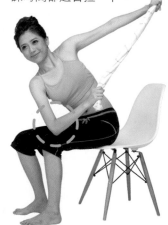

16:00～17:00

居家健身

大量燃脂、增強肌力動作舉例

1 V字型塑腹 P68
➡ 雕塑腰腹腿肌
找到失散已久的腰身

STEP 1 坐定套腳
雙腳伸直，毛巾套住兩腳底，兩手各握一端。

STEP 2 後仰做V字
腹部吸氣時後仰，手巾帶高腿部離地25公分。

STEP 3 穩定再回位
緩吐氣維持身體V字型10秒，再回位。重複10次。

2 拉腿轉腰 P62
➡ 強化腰椎和瘦腰
按摩內臟

STEP 1 坐姿預備
準備好毛巾，雙腿盤坐在軟墊上。

STEP 2 單腳拉伸
右腿向右側伸直，毛巾套住右腳底。

STEP 3 拉巾前傾
毛巾拉向身體並讓身體往右前傾，維持10秒，做10次。

STEP 4 換腳練習
收右腳，換伸直左腳練習，做10次。

3 腳底夾毛巾 P96
➡ 消水腫
緊實大腿和臀肌

STEP 1 平趴夾毛巾
毛巾摺塊狀在兩腳底中夾緊，腿微張趴著。

STEP 2 抬腿10秒
吸氣時人腿和臀部抬起，小腿向上拉伸，肩胛骨夾緊，邊吐氣維持10秒，重複做10次。

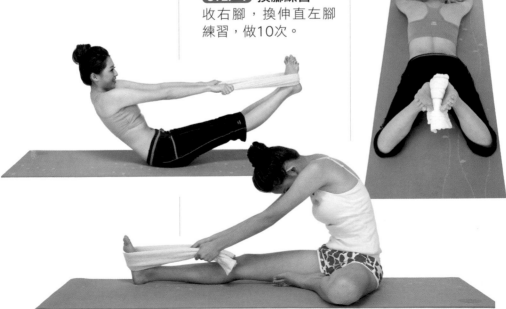

131

淋浴・泡澡
促進**排汗排毒**、**緊緻肌膚**動作舉例

1 套腳扭毛巾 P74

➡ 消水腫、蘿蔔腿
　 促進排毒燃脂

STEP 1 扭住腳踝
坐在浴缸，毛巾扭住
一腳踝5秒，放鬆。

STEP 2 扭住小腿
毛巾扭住整個小腿5
秒，換腳，重複10次。

STEP 3 雙人應用
一人趴在浴缸，毛巾
扭住一腳腳踝；一人
站在後面拉毛巾上提
左右擺10次，再拉向
自己5秒放鬆。

2 俯臥抬腿 P72

➡ 緩解脊椎腰痛
　 緊實大腿肌肉

STEP 1 墊浴巾趴在浴缸
雙手放下巴，肚子壓浴巾
球，雙腳伸直。利用浴缸本
身左右邊的弧度和水浮力，
幫助下半身往後抬起。

STEP 2 扣腳抬腿
雙腳互扣，臀部夾緊，將
雙腿抬高約10公分，維持
5秒。

STEP 3 抬到最高
挑戰雙腿上抬至極限，重
複10次。

3 美胸雕塑 PLUS

➡ 搭配淋浴水柱
　 按摩前胸、兩側淋巴

STEP 1 站定預備
雙腳站立同肩寬，兩手
握毛巾兩端。

STEP 2 毛巾舉高
一腳前一腳後，毛巾平
行舉到最高。

STEP 3 往後擴胸
雙手向下、向後做擴胸
動作，肩胛骨後夾，維
持10秒。換腳動作。

★ 做此操式時，請搭配淋
　 浴。利用水柱沖力刺激
　 淋巴，可讓胸部形狀更
　 美、有彈性。

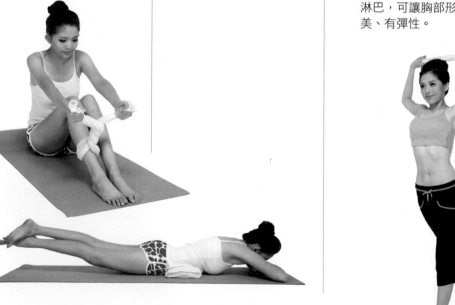

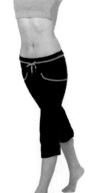

睡前・雙人操式

幫助睡眠、生殖和消化系統動作舉例

22:00 ~ 22:30

1 腹臀上抬 P64

➡ 改善經痛、
骨盆歪斜、
鍛鍊中樞肌肉群

STEP 1 平躺床上
膝蓋彎曲,毛巾放在
下腹部握兩端。

STEP 2 腹臀抬起
腹部吸氣,腰臀部上
抬,毛巾向下施加抗
力,維持5秒。

STEP 3 穩定再回位
吐氣慢慢回位,重複
10次。

2 扭轉骨盆 P94

➡ 矯正骨盤、
改善便秘、
強化腹肌和生孕力

STEP 1 平躺彎膝
兩膝蓋彎90度,毛巾摺好
夾在中間。

STEP 2 腿向右轉
雙腿向右轉到地,維持10
秒回中間。

STEP 3 換向左轉
調整吸氣,換向左轉到
地,維持10秒。

3 雙人鬆腿 P80

➡ 放鬆肌肉、
消除水腫、
增進兩人協調性

STEP 1 坐姿貼腳
兩人坐挺、腳底板互
貼,抓同一條毛巾。

STEP 2 一拉一彎
一人腹部吐氣,將毛
巾拉向自己,使對方
手伸直、邊吸氣身體
前傾,維持5秒。回位
並換邊,重複10次。

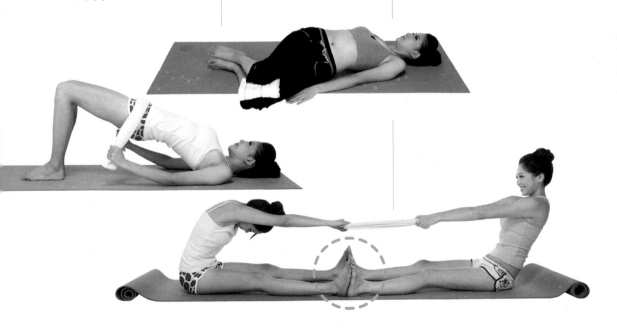

PART 7【加值篇】

毛巾操＋系統食療
＝雙效保健

煮食方法對了，日常食材就能變良藥！
正確吃＋毛巾操拉筋，更能預防改善7大系統病症。

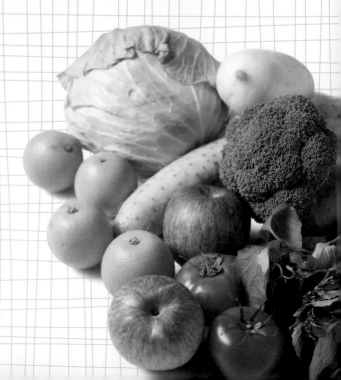

吃出健康4大關鍵

東方人自古有「藥食同源」的說法，累積了五千年運用食物、中藥膳來養生療病的生活智慧。

換句話說，煮食方法對了，日常食材就能變良藥，輕鬆達到「食療養生」！加上搭配適量持續的運動，常做毛巾操拉筋，以及維持穩定的作息，更能預防改善人體7大系統病症。

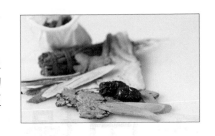

關鍵1 系統別 ➡ 對位入口，7大系統各有益食材

就醫學角度來看，人體主要7大系統：筋骨系統、神經系統、消化系統、循環系統、呼吸系統、內分泌系統、免疫系統，各有其所需的關鍵營養素，例如黃豆的「異黃酮素」促進造骨；天麻的「多醣體」可以穩定腦神經。本單元便針對7大系統推薦21種食材，詳細說明其成分屬性、保健功效、正確烹煮食譜等，讓你對症入口，「缺什麼，吃什麼」。

而要身體常保正常機制，根本還是需要均衡飲食，各系統才能攝取到足夠的營養素。現代人最需要改變「偏孤的飲食習慣」，應該和「雜食的人際關係」相反才是。

關鍵2 症狀別 ➡ 面對病情，依循「藥食同步」

藥可以治標，食物保健可以治本，所以中醫講究「食療」；當我們生病時，除了問醫生可以多補充哪類食材，還要檢視自己不該吃哪類食材。尤其要經常追蹤自我病況，避免吃錯東西。

比如糖尿病友不宜吃柿子，因為柿子含有10.8%的糖類，會使血糖升高。若因一時貪口，後果十分堪慮。

關鍵3 屬性別 ➡ 了解食物保健功效，正確煮食

此外，我們每天吃進這麼多食物，你煮對、也吃對了嗎？營養素被煮掉、切掉了？還是相互抵銷了？難怪吃再多也不覺得有效果。本單元就告訴大家如何保有、運用食物的營養成分，達到保健消症的功效。

關鍵4 三量別 ➡ 三餐三種量，確實定時適量

所有的食材、食療、食補都是適量就好，躁進反而會起反效果。例如吃過多的維生素B和C，可能導致排尿障礙。此外，建議三餐採取三種量，「早餐吃飽，午餐吃巧，晚餐吃少」，以因應一日作息所需熱量，讓身體獲得較優質的養分，且不囤積油水，預防被三高糾纏的威脅。

增強筋骨系統 3種食材正確吃法

▌黃豆 ▌ 富含人體必須蛋白質，異黃酮素是造骨要素。

成分功效 異黃酮素

所含異黃酮素、皂甘是人體必須營養素。異黃酮素可防乳癌及骨質疏鬆，促生造骨細胞，抑制蝕骨細胞；皂甘與脂肪結合，能延緩老化。

建議煮食 熟食，黃豆過敏者勿食

黃豆宜熟食，不宜生食和過量，因內含皂素，會刺激胃黏膜，引起腹脹、腹瀉。醫界推薦喝無糖豆漿、傳統豆腐湯強健骨質、促進發育。

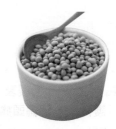

熱量 每100公克 ➡ 384大卡

| 搭毛巾操 | 俯臥抬腿 P72 |
| | V字型塑腹 P68 |

▌柑橘類 ▌ 每天3顆橘子，滿足一天維生素C需求量。

成分功效 大量維生素C

維生素C有助腸道對鈣的吸收，也是合成膠原蛋白（骨膠原）的要素。揮發油、檸檬烯有助排痰；橙皮能降血清、膽固醇，預防動脈硬化。

建議煮食 生食最有效

柑橘果肉生食或榨汁，不破壞維生素，好吸收兼預防高血壓；橘皮加生薑熬湯能治咳。但橘子不宜與蘿蔔同食，會誘發甲狀腺腫。

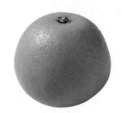

熱量 每100公克 ➡ 37.5大卡

| 搭毛巾操 | 拉腿轉腰 P62 |
| | 雙人鬆腿 P80 |

▌薑黃 ▌ 活絡氣血，利關節通絡止痛。

成分功效 薑黃素

薑黃素的抗氧化力價是維生素E的1.6倍，是黃酮類抗氧化劑的2.33倍，是維生素C的2.75倍，有助肌膚筋肉復原，有效防病抗老。

建議煮食 火氣大與孕婦禁食

薑黃搭配山藥烹煮，可以舒張血管，改善血液循環，有效改善五十肩，幫助修護肌膚筋肉傷口。但火氣大、口乾舌燥、孕婦禁食。

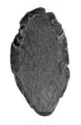

熱量 每100公克 ➡ 0大卡

| 搭毛巾操 | 雙舉後拉 P58 |
| | 腹臀上抬 P64 |

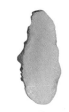

增強神經系統 3種食材正確吃法

▌天麻 ▎怯風止暈，有效降壓，增腦力。

成分功效 多醣體

天麻多醣體能增強細胞和體液免疫，及促進機體DNA和蛋白質合成，延緩衰老；天麻素能穩定細胞膜抗毒，保護神經，解偏頭痛和降火氣。

建議煮食 熱茶降壓去火

天麻是常用、貴價中藥，泡熱茶飲用可以降血壓、去肝火。做藥膳搭白菊花可以清熱解毒；搭葵花子能平肝降壓。

熱量 每100公克 ➡ 2.39大卡

| 搭毛巾操 | 振動頸部 P56 |
| | 手腕拉伸 P60 |

▌青花椰菜 ▎蔬菜之王含多種營養素，有效防癌。

成分功效 蘿蔔硫素

花椰菜嫩芽富含蘿蔔硫素（sulforaphane），促生「二期酵素」可防癌。維生素B群、菸鹼素強化神經系統，維持傳導和代謝正常。

建議煮食 不宜和奶製品同吃

菜蟲害較嚴重，食用前清水沖洗乾淨，建議熱食。花椰菜不宜與奶製品同食，奶製品的鈣質會搶吸掉花椰菜的成分。

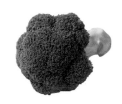

熱量 每100公克 ➡ 31大卡

| 搭毛巾操 | 振動頸部 P56 |
| | 俯臥抬腿 P72 |

▌葛根 ▎促進腦神經、心血循環，解麻止痛。

成分功效 葛根異黃酮

葛根異黃酮會提升腦部血流量、冠狀動脈循環，預防心絞痛、心律急促。葛根專治壞姿勢造成的「頸肩腕症候群」，紓解手腳麻痺、神經緊迫。

建議煮食 短期或醫囑服用

葛根宜泡熱茶或入藥膳烹煮。但葛根為中藥屬性，吃多有胃液乾燥的副作用，並不是可長期服用的藥材，以免引起反作用。

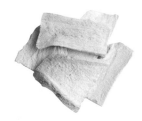

熱量 每100公克 ➡ 1.2大卡

| 搭毛巾操 | 手腕拉伸 P60 |
| | 腳趾體操 P76 |

137

增強消化系統 3種食材正確吃法

┃ 山藥 ┃ 消化酵素是白蘿蔔的3倍，並降血脂、膽固醇。

成分功效｜消化酵素

山藥的黏液含消化酵素，能滋補、促消化；其澱粉可分解多餘蛋白質並降低膽固醇；薯蕷皂甘、DHEA可降血脂，防止心血管疾病。

建議煮食｜不宜用鐵器烹煮

山藥含植物鹼，調理時應戴手套避免過敏；烹煮宜用陶鍋，勿用鐵器或青鍋器。體質濕熱或大便乾燥者不宜食用。

熱量 每100公克 ➡ 73大卡

搭毛巾操
拉腿轉腰 **P62**
腹臀上抬 **P64**

┃ 龍葵（烏甜仔菜） ┃ 抗癌消腫，利尿排腹水，有助腸胃消化。

成分功效｜龍葵鹼

鹼成分抗癌活性最強，能抑制消化系統的腫瘤增生。龍葵利尿，可改善癌症腹水、肝硬化腹水、心源性腹水、腎病腹水。

建議煮食｜勿食未熟果有毒

龍葵可煮粥，或直接煮湯。烹煮時多燜一下，去青澀好入口。注意，龍葵子應成熟呈黑色才能食用，以免中毒。

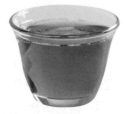

熱量 每100公克 ➡ 17大卡

搭毛巾操
8字型瘦腰 **P66**
雙腿夾側 **P70**

┃ 苦茶油 ┃ 最耐高溫的食用油，健胃整腸。

成分功效｜單元不飽和脂肪酸

其單元不飽和脂肪酸穩定耐熱，能滋潤修復胃壁。國科會證實，苦茶油有助抑制幽門桿菌引起的胃潰瘍、消化不良、十二指腸潰瘍。

建議煮食｜耐高溫也可生飲

苦茶油是未精緻油脂中，最耐高溫的食用油，冒煙點達223℃，不論煎、煮、炒、涼拌都能保有營養素，也可以直接生飲。

熱量 每100公克 ➡ 900大卡

搭毛巾操
V字型塑腹 **P68**
雙腿夾側 **P70**

增強循環系統 3種食材正確吃法

人蔘 養心補血增智，預防心血管疾病。

成分功效 人蔘皂甘

人蔘皂甘能刺激心智活力，提升記憶力、老年人智能。人蔘可保護心肌、預防動脈硬化、降血脂、降血糖，並增進蛋白質合成、提高代謝。

建議煮食 搭鱸魚、豬骨功效加倍

人蔘片搭健脾胃、補氣的鱸魚或豬大骨煮湯，加倍補益氣血、改善低血壓。但高血壓、肝功能差、孕婦不宜食用。

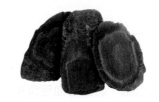

熱量 每100公克 ➡ 87大卡

搭毛巾操
套腳扭毛巾 P74
腳趾體操 P76

生薑 含100多種人體必須營養素。

成分功效 薑辣素

薑辣素是天然活性成分，能刺激血流，促使黑色素排出；促進末梢血液循環，怯寒暖身。生薑含抑制血液凝結物質，減少心臟病和中風發作。

建議煮食 紅糖薑片茶

生薑切片加適量紅糖熬煮，可活血暖身，預防感冒。每天食用2～3片生薑可加強血液循環，但過量恐妨害視力。

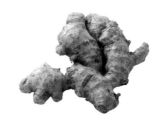

熱量 每100公克 ➡ 20大卡

搭毛巾操
俯臥抬腿 P72
雙人鬆腿 P80

紅棗 天然維生素補體能，造血安神。

成分功效 環磷酸腺甘

環磷酸腺甘（camp）能擴張冠狀動脈，增強心肌收縮力，強化體能和肌力。對緊張、壓力大、失眠或更年期症候群者有鎮靜作用。

建議煮食 搭綠色蔬菜有助造血

紅棗含造血因子，搭含鐵的綠色蔬菜如芥蘭、菠菜一起食用，更有利造血。菜湯中加紅棗，或喝紅棗熱茶能活血養氣。

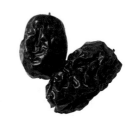

熱量 每100公克 ➡ 346大卡

搭毛巾操
雙腿夾側 P70
腳趾體操 P76

增強呼吸系統 3種食材正確吃法

▌白蘿蔔 ▌呼吸道調理之王，止咳化痰順氣。

成分功效 芥子油

蘿蔔中的芥子油、澱粉酶、氧化酶能促進腸胃蠕動，助消化、順氣。白蘿蔔雖性味偏冷，其實有助化痰、治喘、止肺熱型感冒咳嗽。

建議煮食 白、紅蘿蔔不宜一起煮

白蘿蔔生吃可殺菌消脹氣，熟食助消化解瘀；但不宜和人蔘、何首烏等補藥同食，恐影響藥效。白紅蘿蔔同煮會抵銷維生素C。

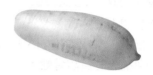

熱量 每100公克 ➡ 21大卡

| 搭毛巾操 | 腹式呼吸 P54 |
| | 8字型瘦腰 P66 |

▌胡桃肉(核桃) ▌緩解氣喘，根本調理呼吸道疾病。

成分功效 優質蛋白質

蛋白質含量質優量多，且有多種人體必須胺基酸，可提升免疫力。搭瘦肉、魚類可強化呼吸道，緩解氣喘，強化肺功能。

建議煮食 氣喘發作期不宜吃

購買應選黃色、飽滿、無破碎者；烹煮前才搗碎以保新鮮。宜與奶製品同煮，可補充氣喘者所需的維生素B6、B12。

熱量 每100公克 ➡ 686大卡

| 搭毛巾操 | 腹式呼吸 P54 |
| | 雙舉後拉 P58 |

▌杏仁 ▌滋養肺氣，止咳化痰，抗老之王。

成分功效 維生素E

50克杏仁就提供一天所需維生素E，可抗老抗癌。甜杏仁滋養肺氣，改善老人體虛咳嗽；苦杏仁潤肺化痰，適合壯年人及急性感冒咳嗽。

建議煮食 不宜過量恐中毒

以100℃滾水沖泡杏仁粉，能保有最佳養分功效，減少氫氰酸危害。但過量會引起氫氰酸中毒，成人每日以3錢為限。

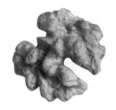

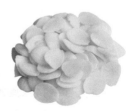

熱量 每100公克 ➡ 394大卡

| 搭毛巾操 | 腹式呼吸 P54 |
| | 拉腿轉腰 P62 |

增強內分泌系統 3種食材正確吃法

▌豆腐（豆製品）▌ 有效調節內分泌失調，是女性樂活聖品。

成分功效 大豆異黃酮

大豆異黃酮能調節雌激素，預防更年期肥胖和心腦血管疾病；卵磷脂補腦、防癡呆症；做豆腐加的食用石膏可補充鈣質防骨鬆。

建議煮食 痛風、尿酸高者少量

豆腐含豐富蛋白質，早上空腹吃最能吸收，但一次不宜過量，會阻礙吸收鐵質。普林含量高，痛風、尿酸高者不宜吃多。

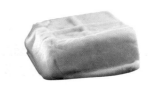

熱量 每100公克 ➡ 51大卡

搭毛巾操	8字型瘦腰 P66 腹臀上抬 P64

▌蘋果▌ 最可口的天然藥物，預防肥胖和身心失衡。

成分功效 鋅

蘋果富含鋅，可預防內分泌失調和身心失衡病症；大量果膠可降低膽固醇；維生C能降低血液中的三酸甘油脂，預防肥胖。

建議煮食 吃完蘋果應立刻漱口

生吃皮和肉吸收養分最佳；飯後吃能促進消化，胃酸過多也可吃。但蘋果對口腔牙齒有腐蝕作用，吃完應馬上漱口。

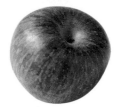

熱量 每100公克 ➡ 50大卡

搭毛巾操	8字型瘦腰 P66 雙人拉肩 P78

▌柿子▌ 有益心臟健康的水果王，改善甲狀腺亢進。

成分功效 有機鍺、錳

柿子富含天然有機鍺、錳，有助降低血壓、增強免疫力、阻礙癌細胞繁殖、扼阻動脈硬化；含碘可改善缺碘性的地方性甲狀腺腫大。

建議煮食 糖尿病人忌口

空腹不宜吃柿子；吃柿子當天也不要吃螃蟹，以免引起腹瀉。柿子內含糖分高，糖尿病患者不可以吃；減重者盡量節制。

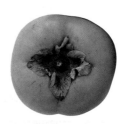

熱量 每100公克 ➡ 68大卡

搭毛巾操	雙舉後拉 P58 振動頸部 P56

增強免疫系統 3種食材正確吃法

▌大蒜 ▌ 含33種硫化物、17種氨基酸，鼓舞淋巴。

成分功效 硒

硒是人體必須微量礦物質，可抗氧化、調控甲狀腺代謝和維生素C的氧化還原態，有助抗癌。蒜素可誘發淋巴細胞活動，增強免疫力。

建議煮食 過量會造成潰瘍

每天吃生大蒜一瓣左右為宜，要咬碎才能充份吸收到大蒜素。但是肝病、胃潰瘍、十二指腸潰瘍患者都不宜食用。

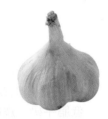

熱量 每100公克 ➡ 113大卡

| 搭毛巾操 | 振動頸部 P56 |
| | 手腕拉伸 P60 |

▌蕃茄 ▌ 維護細胞代謝，促進腸蠕動，提高治癌率。

成分功效 榖胱甘胺

蕃茄紅素為防癌、抗氧化劑；提高榖胱甘胺酸（GSH）即增強免疫系統對抗癌細胞；蕃茄葉酸可保護心血管；纖維素則促進腸蠕動。

建議煮食 不宜和豬肝一起煮

茄紅素在高溫下會釋放更多，做熱炒、煮湯、蕃茄醬能攝取更多茄紅素。蕃茄和豬肝不宜共食，會氧化維生素C。

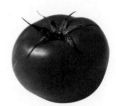

熱量 每100公克 ➡ 22大卡

| 搭毛巾操 | 雙腿夾側 P70 |
| | 腳趾體操 P76 |

▌香菇 ▌ 增強免疫機能，有效降低血脂。

成分功效 維生素D

香菇含大量麥角固醇（維他命D原）配合曬太陽可轉為維生素D。香菇孢子含干擾素有助免疫機能；含也利得寧（Eritadenin）可降膽固醇。

建議煮食 勿用熱水泡香菇

發香菇時應用冷水浸泡，讓泥沙沉入水中；洗淨後才用溫水浸泡半小時，此次的水即可做香菇高湯；不要用熱水浸泡，會破壞養分結構。

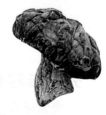

熱量 每100公克 ➡ 40大卡

| 搭毛巾操 | 雙舉後拉 P58 |
| | 雙人拉肩 P78 |

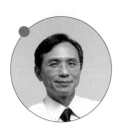

食療與筋骨保健
呂醫師門診常見 Q&A

Q1 什麼食材可以強健筋骨？

A. 想強健肌肉骨骼但不想長脂肪，可以多吃高蛋白質低脂肪的食物，如：低脂牛奶、瘦肉、豆類天然製品及海鮮比目魚等，發育中青少年和銀髮族尤其需要。免費的方法是，每天晒太陽15分鐘，幫助維生素D轉化健骨，冬天衣著厚多，皮膚更要多接觸日照。

Q2 現代人常胃脹氣，要選什麼飲食和運動？

A. 建議吃容易消化的綠色食物，以及細嚼慢嚥、不過量，平常多喝薄荷、柑橘類溫茶。進食前做柔軟肢體的毛巾操，如「雙腿夾側操」（P70）能活化腸道、改善便秘。

Q3 轉骨中的孩子怎麼吃才對症？

A. 蛋白質和鈣質是促進發育的關鍵營養素，應均衡攝取，並搭配適量運動，而非只靠單一飲食。含蛋白質食物如：五穀根莖類、蛋、乳製品、魚、肉、黃豆製品；含鈣食物有：乳製品、黃豆製品、小魚干、黑芝麻、排骨湯，也可依醫囑補充鈣劑和維生素D。

Q4 改善水腫該怎麼吃？

A. 「紅豆」含皂草甘物質，助通便、利尿、消腫；「冬瓜」除小腹水漲、利尿去濕，健脾氣消水腫，尤其是橘皮組織中滯留的水分；「薏仁」久服輕身益氣，有健脾、利尿功效。

Q5 外食族容易取得、又防病抗老的食物是？

A. 身體每天的疲勞和毒素未消，是抗病力下降、加速老化的原因。想減少主要廢物自由基，須多攝取含抗氧化成分的蔬果，如：深綠蔬菜、蘋果、蜜棗等。

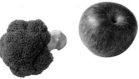

台灣廣廈 國際出版集團
Taiwan Mansion International Group

國家圖書館出版品預行編目（CIP）資料

呂醫師的拉筋毛巾操：50萬人實證全效運動！消除身體7大系統病
根，告別痛、老、胖/ 呂紹達作. -- 新北市：蘋果屋, 2018.06
　　面；　公分. -- (健康樹；71)
ISBN 978-986-95424-6-3(平裝)
1.健身操 2.運動健康

411.711　　　　　　　　　　　　　　　　　　107003007

蘋果屋
APPLE HOUSE

呂醫師的拉筋毛巾操 《史上最有效拉筋毛巾操》全新升級增訂版
50萬人實證全效運動！消除身體7大系統病根，告別痛、老、胖

作　　　者／呂紹達	編輯中心編輯長／張秀環
攝　　　影／子宇影像工作室	編輯／劉俊甫
妝　　　髮／賴韻年	封面設計／呂佳芳・內頁排版／亞樂設計有限公司
動作示範／琳琳、逸歡、王藝安、陳奕廷、呂紹達	製版・印刷・裝訂／皇甫彩藝印刷有限公司

發 行 人／江媛珍
法 律 顧 問／第一國際法律事務所 余淑杏律師・北辰著作權事務所 蕭雄淋律師
出　　　版／台灣廣廈有聲圖書有限公司
　　　　　　地址：新北市 235 中和區中山路二段 359 巷 7 號 2 樓
　　　　　　電話：（886）2-2225-5777・傳真：（886）2-2225-8052

行企研發中心總監／陳冠蒨
整合行銷組／陳宜鈴
媒體公關組／徐毓庭
綜合業務組／何欣穎
　　　　　　地址：新北市 234 永和區中和路 345 號 18 樓之 2
　　　　　　電話：（886）2-2922-8181・傳真：（886）2-2929-5132

代理印務・全球總經銷／知遠文化事業有限公司
　　　　　　地址：新北市 222 深坑區北深路三段 155 巷 25 號 5 樓
　　　　　　電話：（886）2-2664-8800・傳真：（886）2-2664-8801
　　　　　　網址：www.booknews.com.tw（博訊書網）
郵 政 劃 撥／劃撥帳號：18836722
　　　　　　劃撥戶名：知遠文化事業有限公司（※單次購書金額未達500元，請另付60元郵資。）

■出版日期：2018年06月　　　　　■初版4刷：2019年01月
ISBN：978-986-95424-6-3

版權所有，未經同意不得重製、轉載、翻印。